AF496712

NOUVEAU GUIDE

DE L'ÉTUDIANT

EN MÉDECINE

ET EN PHARMACIE.

IMPRIMERIE DE HUZARD-COURCIER,
rue du Jardinet, n° 12.

NOUVEAU GUIDE

DE L'ÉTUDIANT

EN MÉDECINE

ET EN PHARMACIE,

PAR J.-P. BEULLAC,

Docteur en Médecine de la Faculté de Paris, Professeur particulier d'Anatomie, de Physiologie et de Pathologie; Membre résident de l'Athénée de Médecine de Paris, et correspondant de la Société royale de Médecine de Marseille;

ET PAR A. CHEVALLIER,

Pharmacien attaché au 4me dispensaire, Membre adjoint de l'Académie royale de Médecine, Membre des Sociétés de Chimie médicale et de Pharmacie de Paris, etc.

> La méthode, dans les sciences, est le lien qui
> attache celui qui apprend à celui qui démontre.....
> BICHAT, *Disc. prél. de l'Anat. descript.*

PARIS,

BÉCHET JEUNE,

LIBRAIRE DE L'ACADÉMIE ROYALE DE MÉDECINE,
PLACE DE L'ÉCOLE DE MÉDECINE, N° 4.

1825

NOTE DE L'ÉDITEUR.

Ayant fait tirer un grand nombre d'exemplaires de l'Ouvrage de M. le docteur Beullac, et voulant me rendre à l'invitation pressante des élèves en Pharmacie qui réclament depuis long-temps un Livre de ce genre, relatif à leurs études, je n'ai pas jugé à propos de faire réimprimer le premier travail, et je me suis contenté d'y joindre celui de M. Chevallier.

Une correction importante à faire dans le tableau des Cours publics de la Faculté de Paris, est de substituer au nom célèbre de feu Béclard celui de M. Cruveilhier, qui vient de lui succéder dans l'enseignement de l'Anatomie.

AVERTISSEMENT.

PLUSIEURS médecins distingués ont déjà entrepris ce genre de travail ; mais comme il est nécessaire qu'il soit toujours en rapport avec les progrès de la science, on ne peut raisonnablement conseiller la lecture des ouvrages qu'ils ont publiés, à des élèves qui vont s'instruire sous les auspices d'une nouvelle organisation.

Ceux qui se sont occupés de tracer des plans d'études médicales ont trop insisté sur la division des semestres dont se compose l'année scholaire. Cette division, utile pour classer les professeurs et les cours, ne sert qu'à subdiviser à l'infini une science qu'on devrait s'efforcer de simplifier tous les jours. Je n'ai point suivi, par rap-

(vj)

port aux sémestres, la marche de mes prédécesseurs; me reposant entièrement sur le zèle des membres du conseil d'administration des Facultés de Médecine.

J'ai évité aussi de faire sentir aux élèves toute l'utilité qu'on peut retirer de l'étude des langues anciennes et modernes, puisque l'Université les oblige aujourd'hui à se munir des diplômes de bachelier ès-lettres et ès-sciences.

Dans les colléges royaux, on enseigne les langues grecque, latine et française; mais, arrivés aux Écoles de Médecine, les élèves doivent s'attacher spécialement à cultiver cette dernière pour pouvoir saisir toutes les beautés dont fourmillent les ouvrages de nos meilleurs écrivains, et comprendre avec plus de facilité une science descriptive dont le langage ne peut que devenir de plus en plus in-

intelligible en l'étudiant dans une langue autre que celle de son pays. Écoutons à ce sujet ce que nous dit l'illustre professeur de l'hôpital Saint-Louis, dans son *Traité des erreurs populaires en Médecine :* « Ceux qui ont réfléchi sur l'origine et la liaison des idées, savent que l'obligation de parler latin dans les examens destinés à s'assurer de la capacité des aspirans au doctorat, s'oppose au libre exercice de la pensée. Ne doit-on pas redouter qu'habitués à parler en français, et tenus de s'exprimer en latin, le professeur et l'élève n'effleurent trop souvent les questions qu'ils devraient approfondir ; ou que l'embarras du récipiendaire ne soit imputé à la difficulté qu'il a de parler latin, tandis qu'elle tient à l'ignorance des choses indispensables à quiconque aspire à pratiquer la Médecine ? Cette science est, sans contredit, celle où il est le plus utile de s'exprimer avec clarté, et d'éviter toute ambiguité de termes; car le moindre équivoque peut coûter la vie au malade. La langue française, dont les constructions sont le moins éloignées de l'ordre naturel des idées, dont la clarté fait en quelque sorte le caractère distinctif, convient spécialement aux médecins. L'inversion et tous les autres avantages des langues grecque et latine en matière de goût, deviennent des défauts quand on les applique à des objets scientifiques : et l'on a dit avec raison que la langue française est la langue des sciences et de la philosophie, tandis que les langues anciennes, plus favorables à l'imagination, conviennent davantage aux orateurs ainsi qu'aux poëtes (*) ».

Je suis loin de porter un pareil ju-

____

(*) Richerand. *Erreurs populaires*, pag. 298.

gement relativement à l'étude des sciences accessoires. Celles-ci doivent être considérées comme étant d'une utilité indispensable. Les notions préliminaires qu'en acquièrent les élèves dans les colléges royaux ne sont pas assez complètes pour les dispenser d'en continuer l'étude près des Facultés de Médecine et des écoles secondaires. Je désirerais seulement qu'on les leur fît étudier dès la première année, et qu'ensuite ils n'eussent plus à s'occuper que des diverses branches essentielles dont se compose la Médecine. Tel est le premier vœu que je me plais à former dans l'intérêt des élèves, et qu'eux-mêmes pourraient réaliser sans peine en classant leurs études dans l'ordre que j'ai cru devoir leur indiquer.

Cet ordre comprend, 1° un exposé complet de la classification des sciences médicales dans l'ordre naturel des études, et d'après l'opinion des professeurs les plus distingués; 2° la bibliographie des ouvrages élémentaires qui doivent composer la bibliothèque de l'élève; 3° l'indication des cours publics et particuliers; 4° et un aperçu des principaux hôpitaux et hospices civils de Paris, dont la fréquentation est indispensable aux élèves qui veulent se perfectionner dans la pratique de leur art.

Telle est la classification que j'ai cru devoir adopter en composant cet ouvrage.

On y trouve de plus un discours préliminaire pouvant servir de résumé historique et biographique à l'étude élémentaire des sciences médicales, et un appendice bibliographique à l'usage des candidats en Médecine.

Dans la crainte de m'attirer le reproche de n'avoir point fait con-

(xj)

naître à l'élève toutes les formalités à remplir pour pouvoir être inscrit sur les registres des Facultés de Médecine, à l'effet d'y suivre les cours, et de ne pas leur avoir mis sous les yeux le tableau classique relatif à ce sujet, ainsi que le tarif des frais d'études, je vais reproduire ici les articles du Code concernant l'*admission des élèves, inscriptions, examens et réceptions.*

Extrait de l'Ordonnance du Roi, en date du 2 février 1823, portant la nouvelle organisation des Facultés de Médecine.

TITRE III.

Admission des élèves et inscriptions.

ART. 23. Les études des élèves seront attestées par des inscriptions prises une à une, tous les trois mois, pendant la première quinzaine de chaque trimestre.

Il sera ouvert, à cet effet, au bureau de la Faculté, un registre, coté et paraphé par le doyen, sur lequel les élèves apposeront de leur propre main leurs noms, prénoms, âge, lieu de naissance, leur demeure actuelle, le numéro de l'inscription qu'il prendront, la date du jour et de l'année, et enfin leur signature. Il sera délivré à chaque élève ainsi inscrit une carte d'inscription.

24. Nul ne sera admis à prendre des inscriptions, s'il ne produit

1°. Son acte de naissance;

2°. Un certificat de bonne conduite et de bonnes mœurs délivré par le maire de sa commune et confirmé par le préfet;

3°. Le diplôme de bachelier ès-lettres et celui de bachelier ès-sciences.

4°. S'il est mineur, le consentement

de ses parens ou tuteur à ce qu'il
suive les cours de la Faculté.

*Extrait du registre des délibérations
du Conseil royal de l'Instruction
publique :*

(Procès-verbal de la séance du 12 avril 1823.)

Le Conseil royal de l'Instruction
publique,

Vu l'ordonnance du 2 février 1823,
portant la nouvelle organisation des
Facultés de Médecine, et nommément l'article 40 qui charge le grand-maître et le Conseil de faire tous règlemens et donner toutes instructions rendus nécessaires par ladite
ordonnance,

Arrête ce qui suit :

Tableau des cours.

Art. 1er. Les étudians de première
année seront tenus de suivre les cours

d'Anatomie, de Physiologie, de Chimie, de Physique médicale, de Botanique et d'Hygiène ;

Les étudians de seconde année, les cours d'Anatomie, de Physiologie, de Pathologie externe, d'Hygiène, de Médecine opératoire et de Pharmacologie ;

Les étudians de troisième année, les cours de Médecine opératoire, de Pathologie externe, de Pathologie interne, de Clinique interne, de Clinique externe, de Thérapeutique et de matière médicale ;

Les étudians de quatrième année, les cours de Clinique interne, de Clinique externe, de Pathologie interne, de Médecine légale, de Thérapeutique et d'accouchemens.

Extrait de la loi du 19 ventose an 11 (10 mars 1803), relative à l'exercice de la Médecine :

TITRE II.

Des examens et réceptions.

Art. 5. Il sera ouvert, dans chacune des trois Écoles spéciales de Médecine, des examens pour la réception des docteurs en Médecine ou en Chirurgie.

6. Ces examens seront au nombre de cinq, savoir :

Le premier, sur l'Anatomie et la Physiologie ;

Le deuxième, sur la Pathologie et la Nosologie ;

Le troisième, sur la Chimie, la matière médicale et la Pharmacie ;

Le quatrième, sur l'Hygiène et la Médecine légale ;

Le cinquième, sur la Clinique interne ou externe, suivant le titre de docteur en Médecine ou de docteur en Chirurgie que l'aspirant voudra acquérir.

7. Après les cinq examens, l'aspirant sera tenu de soutenir une thèse qu'il aura écrite en latin ou en français.

8. Les étudians ne pourront se présenter aux examens des écoles qu'après avoir suivi pendant quatre années l'une ou l'autre d'entre elles et acquitté les frais d'étude.

Nota. Si une thèse répandue dans le public n'était pas conforme au manuscrit qui aurait été soumis à l'examen du président, ou si elle avait été imprimée avant que le manuscrit eût été revêtu de sa signature, elle serait censée non avenue. Si l'épreuve avait été subie par le candidat, cette épreuve serait nulle par ce fait seul; le diplôme de docteur ne lui serait pas délivré ou serait annulé ; et, dans tous les cas, il ne pourrait soutenir une nouvelle thèse que sur une autre matière, et après un délai qui serait fixé par le conseil royal ; le tout sans préjudice des autres peines académiques qui pourraient être encourues par le candidat à raison des principes contenus dans la thèse imprimée ou répandue en contravention au règlement.

Les sommes à payer pour frais d'études seront réparties sur les inscriptions, conformément au tableau ci-joint.

Tableau concernant le montant des inscriptions, des examens et thèses.

Quinze inscriptions à 5o fr. chaque	75o fr.
La seizième,	35
Cinq examens à 3o fr.,	15o
Thèse, y compris le droit du sceau,	165
	11oo fr.

(Voyez le procès-verbal de la séance du 12 avril 1823, extrait du registre des délibérations du conseil royal de l'instruction publique, page 160 du *Code des Médecins*, etc.)

DISCOURS PRÉLIMINAIRE.

De jour en jour s'agrandit le domaine de l'intelligence, et l'on peut présager sans crainte que les connaissances humaines ne feront plus de marche rétrograde; on vit cependant à des époques fameuses succéder plusieurs siècles de médiocrité et de barbarie; mais la cause même de cette dégradation assure un sort contraire aux siècles à venir.

Le génie n'est pas de tous les temps; plusieurs siècles le préparent : il brille et disparaît le même jour pour ne plus se reproduire qu'après une longue suite d'années : semblable au météore qui, à travers les ombres de la nuit, éblouit le ciel et la terre de sa clarté fugitive, son existence n'est qu'éphémère; elle s'évanouit, et laisse aux ténèbres l'empire de l'univers.

Ainsi, sur les pas du génie, l'ignorance reprendrait toujours dans le monde sa tranquille possession, si l'art ne savait recueillir, fixer et perpétuer sa lumière. L'imprimerie de nos jours s'est emparée des débris de trente siècles, et les a tellement multipliés, qu'ils parviendront sans naufrage à la postérité la plus reculée; et déjà, de tous côtés, on forme d'immenses réservoirs où l'on accumule avec les anciennes toutes les découvertes nouvelles.

Sa compagne inséparable et son égale au moins pour l'utilité, l'éducation, perfectionne et peut seule nous faire connaître les grands bienfaits de l'imprimerie. Sitôt que le jeune cerveau de l'enfant est capable de recevoir les impressions extérieures, de les retenir, de les comparer, un sage directeur l'enrichit des trésors scientifiques qu'un grand homme souvent n'a connu qu'au déclin de ses jours. De là, notre jeune élève, avec toutes les lumières de son prédécesseur, marche à la découverte de nouveaux secrets qui, jusque là sans doute, ont échappé aux recherches infructueuses de l'observation. Il les trouve et les ajoute au champ intarissable des connaissances; ainsi successivement les erreurs se détruisent, et la lumière jaillit de jour en jour plus vive du sein des ténèbres.

Avec une rapidité progressive, l'esprit humain s'avance vers sa perfection ; et notre siècle a vu des progrès si sensibles et si grands, qu'il n'a pas manqué de se parer du titre fastueux, sans doute, de *Siècle des lumières*; puisque dans l'hypothèse de la marche progressive de l'intelligence, les générations futures s'arracheront sucessivement, pendant bien des siècles encore, le trône de la supériorité.

Dans le cadre plus ou moins avancé des connaissances humaines, la branche qui nous occupe n'est pas moins fertile que toute autre en considérations intéressantes et instructives. La première, par la grandeur et la noblesse de ses intentions, la Médecine ne marche inférieure à aucune autre science par la hauteur et la perfection de ses lumières. Autrefois en butte aux traits, peut-être mérités, de la satire et du ridicule, elle devient aujourd'hui l'objet de la vénération des peuples. Dégagée du charlatanisme et de la pédanterie de l'école, elle appelle à son secours le flambeau sûr et fidèle du raisonnement et de la philosophie ; et par cet heureux alliage, elle re-

prend sur toutes les professions cette supériorité d'intérêt, d'estime et d'utilité, que
lui assurent les vœux de la nature, et les
bénédictions de la plus intéressante partie
de la société, les bénédictions de l'humanité souffrante et régénérée.

Si, grossière et simple encore dans son
enfance, la Médecine mérita, chez l'antiquité payenne, des autels, quelle sera donc
sa récompense dans un siècle où elle fleurit
avec tant d'éclat, illustrée par des succès
rapides, constans et journaliers? C'est au
nom de l'illustre Fourcroy que se rattache
l'époque de la régénération ou l'ère nouvelle de la Médecine en France. Alors elle
s'enrichit d'un grand nombre de découvertes importantes, justifiées aujourd'hui
par l'expérience et sanctionnées par la raison.

Fourcroy distingua le premier avec soin
les principes les plus généraux des substances animales solides. Il reconnut une matière grasse dans la composition des corps
placés dans la terre, et lui donna le nom
d'*adipocire.*

L'examen du sang lui offrit la présence
de la gélatine et quelquefois de la bile. Ce-

lui de l'urine des enfans lui démontra l'absence de l'acide phosphorique.

Aidé des lumières du célèbre Vauquelin, la composition des larmes, de la salive, etc., fut connue. Tous les deux donnèrent le nom d'*urée* à une nouvelle substance qu'ils trouvèrent dans l'urine. Ce fut surtout dans l'examen des calculs urinaires qu'ils poussèrent leurs recherches ; ils en analysèrent un nombre infini ; cette analyse les conduisit à la découverte de plusieurs espèces distinctes ; ils espéraient qu'après cette découverte ils trouveraient le moyen de dissoudre les calculs dans la vessie ; mais leur attente fut bien déçue.

M. Thénard, après avoir étudié la bile et la chair des animaux, trouva dans la première un principe sucré auquel il donna le nom de *picromel* ; et dans la seconde, un principe colorant qu'il qualifia de celui de *osmazome*.

Alors parurent plusieurs chimistes célèbres ; mais comme l'observe très bien M. Renauldin (*) : « Personne n'ignore les progrès

---

(*) *Dictionn. des Scienc. méd., introd.*

étonnans que la chimie dut aux travaux de l'immortel et infortuné Lavoisier et à cette fameuse réunion des chimistes français les plus distingués qui, travaillant à anéantir les vieilles erreurs, à étendre la nouvelle doctrine par leurs talens et leurs propres découvertes, et sentant le besoin de réformer complètement le langage obscur et barbare de l'ancienne théorie, créèrent une nomenclature fondée sur les principes les plus lumineux, facilitèrent puissamment par là l'enseignement de cette science expérimentale, assurèrent ainsi la supériorité de la Chimie française, et triomphèrent de tous les efforts tentés pour la renverser. Depuis cette heureuse révolution, la Chimie, soit générale, soit particulière, soit appliquée, n'a cessé d'enrichir son domaine et d'étendre ses rapports par le nombre et l'importance de ses découvertes, parmi lesquelles nous comptons principalement l'acquisition de nouveaux élémens métalliques et terreux et de nouveaux acides, l'étude des combinaisons salines et gazeuses, celles des oxides métalliques, la connaissance des produits des corps organisés, etc., etc. »

La Physique, considérée dans ses rapports avec la Médecine, ne tarda pas à fixer l'attention de quelques médecins célèbres. MM. Andry et Thouret firent des recherches sur l'électricité et le fluide magnétique pour en obtenir des indications curatives, et tracer une route nouvelle à ceux qui devaient leur succéder. Galvani, conduit par le hasard, découvrit un nouveau fluide qui bientôt reçut le nom de son inventeur (*) ; après lui, Volta, par un nouvel appareil, simplifia la doctrine du galvanisme, qui fut propagée et enseignée par de Humbold, Hallé, Nysten, etc. A l'aide des expériences qu'ils firent, ils eurent sujet de s'apercevoir que des sensations douloureuses, des picotemens, le sentiment de la brûlure, étant le résultat de l'application du fluide galvanique sur des parties qui restaient insensibles aux étincelles électriques, on pourrait employer ce fluide avec avantage aux traitemens des paralysies.

(*) Cotugno avait déjà aperçu ce fluide.

Si nous passons à l'histoire naturelle des corps organisés, nous y voyons ce que peut l'assiduité d'un travail minutieux et pénible jointe à une patience à toute épreuve. Les secrets de la nature furent surpris, et MM. de Jussieu, Desfontaines, De Candolle et Richard, en se servant du flambeau de l'Anatomie pour éclairer la Physiologie des plantes, portèrent, pour ainsi dire, l'Histoire naturelle à son dernier degré de perfection.

La Zoologie, beaucoup plus étendue que la Botanique, fut le sujet de recherches neuves et fécondes dues à la dissection des animaux et aux classifications fondées sur l'examen des organes et de leurs fonctions. Les ouvrages de Buffon furent continués par M. de Lacépède, et l'Anatomie comparée brilla d'un jour nouveau sous les auspices de MM. Cuvier et Dumeril. Tels furent les progrès des sciences accessoires à la Médecine, et dont nous n'avons offert ici qu'un tableau général.

L'examen des sciences médicales proprement dites nous offre également des découvertes et des améliorations. L'Anatomie et la Physiologie humaines ne commencèrent à être cultivées avec beaucoup de succès qu'à l'époque où Sœmmering fit sentir la nécessité de réunir ces deux branches, et de les étudier simultanément. M. Chaussier s'occupa de réformer la nomenclature anatomique, et d'en faciliter l'étude par une méthode tirée de la position et de l'attache des parties. Nous devons à M. Boyer un traité complet d'Anatomie, où les descriptions se trouvent tracées avec la plus grande exactitude, mais quelquefois avec des détails trop minutieux. « Si cette manière de considérer l'Anatomie, si la plus rigoureuse exactitude dans les descriptions, si le fidèle tableau de tous les détails étaient les conditions uniques imposées à celui qui écrit sur cette science, l'ouvrage de M. Boyer ne laisserait rien à désirer sur tous les points qui, sans doute, sont les plus importans, mais auxquels quelques autres encore doivent être associés (1). »

Bichat, dans un ouvrage qu'il publia à

____

(1) Bichat. *Disc. prélim. de l'Anat. descrip.*

cette époque, joignit à l'anatomie de l'a-
dulte , l'anatomie comparée des divers
âges , et répandit sur un sujet aride par lui-
même des considérations qui en diminuent
le dégoût ; enfin , d'après les mouvemens
des animaux , il fit un exposé complet du
mécanisme animal. Enfant de son seul génie , dans l'âge où les autres à peine commencent à penser, Bichat, par ses productions, s'acquit des droits incontestables à
l'immortalité. L'Anatomie, sous son scalpel,
étudiée, analysée jusque dans ses plus minutieux détails, lui découvrit les secrets d'une
saine Physiologie, dont les bases servent encore de guide à nos plus éclairés praticiens.

M. le professeur Richerand ne contribua
pas peu à la dégager des complications
obscures et fastidieuses qui entravaient sa
marche ; il accéléra son avancement , lui
donna un haut degré d'utilité, et lui assigna
une place assez élevée parmi les branches diverses qui composent l'étude de la Médecine.

La Pathologie médicale , moins heureuse , moins cultivée, languissait dans une
honteuse médiocrité, lorsqu'elle fut tirée
de son état stationnaire par cette fameuse

Nosographie philosophique où M. le professeur Pinel applique avec tant d'avantage les règles de l'analyse à l'étude et au traitement des maladies internes.

Cette époque vit aussi naître beaucoup de productions sur des points particuliers de la science. Les considérations médico-philosophiques sur l'aliénation mentale, et les observations cliniques sur les maladies aiguës, par M. Pinel, fixèrent de nouveau l'attention des médecins. MM. Portal et Bayle firent de nouvelles recherches sur la phthisie pulmonaire. Corvisart découvrit le voile qui cachait les maladies du cœur et des gros vaisseaux ; M. Husson donna un traité précieux sur la vaccine ; et les affections cutannées furent approfondies et décrites avec la sagacité la plus grande par M. Alibert.

Il restait un point de la Pathologie tellement obscur, qu'aucun médecin ne s'y était frayé une route ; il fallait un homme qui, comme Bichat, comptant seulement sur sa patience, ses recherches et ses connaissances, vînt l'éclairer ; M. Broussais fut cet homme ; il mit à découvert les inflammations chroniques des organes pulmo-

naires et abdominaux ; et par une conséquence nécessaire de ces découvertes, il a
fondé une école dont le résultat a été de
purger la Médecine de beaucoup d'erreurs
qui s'y étaient glissées, et qui provenaient
d'une mauvaise observation.

« Malgré le trouble d'une révolution af-
freuse qui tendait à éteindre le flambeau
des sciences pour nous plonger dans la
nuit des ténèbres, la Chirurgie, à la faveur de son indispensable utilité, échappe
à la proscription générale, poursuit le
cours de ses brillantes conquêtes, et
s'élève à ce haut degré d'illustration où
nous la voyons aujourd'hui placée.

» Trop tôt enlevé à son art qu'il cultiva
avec tant de fruit, le modeste Chopart se
fait remarquer par cette solidité de jugement qui rend l'observation utile et féconde, et nous laisse, dans ses essais sur
les maladies des voies urinaires, un té-
moignage de ce qu'il eût pu faire s'il eût
vécu. Son digne ami, l'infatigable Desault, génie inculte mais hardi, s'ouvre
une voie toute nouvelle, donne une impulsion extraordinaire aux études chirur-

gicales, se livre avec le zèle le plus ardent aux pénibles fonctions de l'enseignement clinique, porte la conviction dans les esprits les plus froids par l'ascendant irrésistible d'une éloquence toute en action, et parvient, dans ces temps désastreux où le talent se voyait proscrit, entouré de dangers ou réduit au silence, à former une école fameuse dont les nombreux élèves ont porté par toute l'Europe la gloire de la Chirurgie française (*). »

M. le professeur Richerand, riche de ses propres idées, riche encore des idées d'autrui qu'il semble créer en se les appropriant, rangea sous le joug commode d'une exacte et parfaite classification, tous les préceptes de l'art chirurgical. M. le professeur Boyer, dans un ouvrage où il s'élève à de plus hautes considérations, nous donna, avec son illustre confrère, la mesure de cette perfection où tant d'excellens médecins ont porté de nos jours l'histoire des maladies chirurgicales (**).

(*) Renauldin. *Introduct. aux Sciences méd.*

(**) Pour la Chirurgie militaire, indiquer les tra-

L'Hygiène n'est point restée stationnaire. Enrichie par les découvertes nouvelles des sciences accessoires, elle acquit les améliorations les plus importantes. Hallé, dont l'École de Médecine déplore encore la perte, sut donner à cette partie de la thérapeutique un lustre tout-à-fait nouveau. La doctrine qu'il professa fut adoptée et propagée par ses nombreux disciples. On la retrouve encore tout entière dans les leçons publiques du professeur qui lui a succédé dans la carrière de l'enseignement.

Parmi les productions principales qui ont été publiées à ce sujet, nous citerons avec un sentiment d'admiration et de reconnaissance la découverte de Guyton de Morveau, qui a pour effet d'anéantir les propriétés funestes des atmosphères viciées, de prévenir par là le développement des fléaux contagieux, et d'arrêter leurs ravages parmi les grandes réunions d'hommes dans les hôpitaux, les vaisseaux et les prisons; la méthode curative du docteur Portal, re-

------

vaux de MM. Percy, Heurteloup, Larrey, etc., c'est assez en faire l'éloge.

lative aux personnes asphyxiées par diverses causes, qui reçut à cette époque une
approbation universelle ; et enfin nous terminerons par l'indication de l'ouvrage de
Tourtelle, qui, sans contenir rien d'original, se trouve rédigé avec tout le talent
d'un médecin observateur.

La matière médicale avait besoin d'une
réforme ; M. Alibert, se servant des travaux
de ses devanciers, construisit un plan de
matière médicale basée sur la division des
systèmes et des appareils ; le remède en
effet découle tout naturellement d'une indication lucide et bien déterminée. M. Barbier, après lui, dans un ouvrage sur le
même sujet, ne fit qu'accroître une réputation fondée déjà sur plusieurs travaux
remarquables.

L'état où se trouvait la science des opérations rendait indispensable la publication
d'un ouvrage qui réunît toutes les recherches, et tous les travaux épars çà et là
dans des monographies ; Sabatier, qui s'oc-
cupait de les rassembler depuis long-temps
et de les mûrir d'après sa propre expérience
et la lecture des meilleurs auteurs, fit pa-

raître sa médecine opératoire qui obtint un suffrage complet. MM. Samson et Bégin viennent d'en donner une nouvelle édition, corrigée et revue sous les yeux du professeur Dupuytren.

Beaudelocque, jaloux de completter la série immense des travaux qui composent le vaste domaine de la Médecine, s'appliqua spécialement à perfectionner la théorie et la pratique des accouchemens. Son ouvrage semblait fermer le champ des découvertes ; mais MM. Gardien, Capuron et Maygrier ont montré que dans cette partie il restait encore à glaner, je dirai même à moissonner.

Nous ne terminerons point cet aperçu historique sans parler des productions principales relatives à la jurisprudence et la police médicales. MM. Foderé et Mahon publièrent des traités complets de Médecine légale. Belloc fit paraître son manuel, et successivement cette partie complémentaire des études médicales fut cultivée avec succès par des savans dont la réputation ne date que de l'époque actuelle.

Mais au milieu de cet océan de lumières,

n'est-il point encore quelque chose que puisse désirer, pour le perfectionnement de la science, et l'élève et le maître ? Ce serait la plus parfaite abnégation de la modestie et du bon sens, de soutenir que la Médecine n'a plus rien à faire, et que les races futures ne pourront qu'admirer et jamais dépasser l'ouvrage de leurs illustres prédécesseurs. Tous les jours, quelque nouvelle découverte, tout en ajoutant à sa perfection, nous découvre qu'elle est incomplète et perfectible dans mille points divers. Tel mal réputé incurable trouve une cure radicale ; et tel autre dont les causes sont ignorées, reste inaccessible à toute indication curative. Avec le monde l'art vieillit ; et sa vieillesse, plus elle sera prolongée, plus elle se couronnera des avantages incalculables d'une plus mûre observation et d'une plus longue expérience.

Si nous jetons un coup d'œil sur l'enseignement de cette science, nous la verrons obtenir de nouveaux succès par l'emploi des nouvelles méthodes mises successivement en usage. Chaque branche de la Médecine voit à sa tête un professeur qui s'ac-

quitte en général avec distinction de la
tâche confiée à ses soins. Du haut de la
chaire qu'il a souvent illustrée, il commu-
nique à ses auditeurs des réflexions profondes et lumineuses dont son intégrité et sa
haute intelligence garantissent l'exactitude
et la vérité ; il développe les plus secrets
replis de son art, et s'élève jusqu'aux plus
sublimes considérations. Esprit supérieur,
il donne des développemens en harmonie
avec l'étendue de ses connaissances et l'élévation de son talent.

Mais ne peut-on accélérer l'amélioration
qu'apporte en toutes choses la marche lente
et tardive des siècles ? On le sait, et nous
l'avons déjà dit, du consentement universel de tous les peuples civilisés, pour atteindre à ce résultat désirable, le moyen
seul facile et possible dépend de l'éducation
que de bonne heure le maître judicieux et
profond donne à l'élève studieux et docile qui
doit lui succéder dans la carrière des sciences.

Les impressions de l'enfance se conservent jusqu'à l'extrême vieillesse ; les sou-
venirs bons ou mauvais sont forts et dura-
bles ; aussi ne saurait-on prendre trop de

précautions pour graver dans leur mémoire l'ordre et la vérité en toutes choses.

L'homme déjà mûr par le nombre de ses années ne fait que naître pour la science ; il faut le traiter comme tel. La Médecine, par dessus tout, livrée à tant de faux systèmes, tant d'opinions erronées, semble réclamer la plus exacte vigilance dans l'instruction de ses jeunes néophytes ; or, pour ne parler que de la Faculté de Paris, qui sur toutes celles de l'Europe conserve une si grande supériorité, laisse-t-elle quelque chose à désirer sous le rapport de l'enseignement et de ses divers modes ? Tout en répondant affirmativement à cette question, nous dirons qu'elle fait tout ce qu'elle doit faire pour sa gloire et son établissement ; mais fait-elle tout ce qui entre dans l'intérêt de ses élèves ? Non, sans doute. Peu de paroles suffisent pour prouver le contraire.

L'élève, lancé du fond d'un collége dans la Faculté, quittant les bancs philosophiques pour venir s'asseoir devant une chaire d'Anatomie générale ou de Physiologie, peut-il d'abord retirer quelque avantage

des leçons de son illustre professeur, atteindre à la hauteur de ses idées, et le
suivre dans sa marche rapide? Je ne le
pense pas. Auditeur froid et stupide, il se
croit transplanté sous un hémisphère inconnu, il voit partout des objets étrangers;
des sons bizarres, inintelligibles viennent
frapper ses oreilles; l'ennui s'empare de ses
sens; et, l'imagination glacée, il remet à la
prochaine année le bonheur de suivre un
cours d'Anatomie et de l'entendre; le temps
fuit cependant, et sa perte est irréparable.

Si l'élève qui se livre à l'étude des sciences médicales, déjà avec ce raisonnement
et cette intelligence que supposent toujours
la connaissance de l'art de bien dire et celui
de penser juste; si, dis-je, cet élève ne
peut forcer son dégoût aux détails d'une
Anatomie, au premier coup d'œil, séche et
fastidieuse, et d'une Physiologie d'abord
obscure et incompréhensible, quel sera le
sort du malheureux jeune homme qui, ne
pouvant aspirer au grade de docteur, sort
pour la première fois de la maison pater-
nelle, sans autre disposition antécédente
qu'une envie démesurée de s'instruire?

Comme bientôt s'évanouissent ses meil-
leures résolutions! Que peuvent elles contre
l'ennui ou plutôt contre le manque absolu
d'intelligence et d'aptitude au travail qu'on
lui propose ?

J'ai vu des élèves suivre indistinctement
tous les cours, se rouler avec la multitude
dans un vaste amphithéâtre où le murmure continuel qui y règne empêche la
voix du démonstrateur de se faire entendre. D'ailleurs, qu'un ordre éternel préside
à ces leçons, comment la mémoire pour-
ra-t-elle retenir tous les détails minutieux
qui frappent son oreille. Le professeur a
cessé de parler, et déjà dans le cerveau de
l'élève il ne reste plus que les traces d'une
impression fugitive. « L'élève abandonné à
lui-même n'a pas le discernement nécessaire pour connaître les cours par où il doit
commencer; il veut d'abord les essayer
tous, pour voir quel est celui qui l'inté-
resse le plus, et il perd un tems précieux
dans cette pénible fluctuation ; s'il entre
dans une bibliothèque composée de livres
de Médecine, il y voit une multitude de
volumes dont il n'achèverait pas la lecture,

quand bien même il y consacrerait sa vie entière. Cette impossibilité de tout entendre et de tout lire, peut le jeter dans le découragement, et lui faire abandonner une carrière dans laquelle il était peut - être destiné à s'illustrer (*). »

Quel serait donc le moyen de remédier à ces inconvéniens ? Ce serait de faire le choix d'une bonne méthode. « Cette méthode, dit M. Prunelle (**), forme un objet capital dans l'éducation des médecins. Les jeunes gens, emportés par l'ardeur de s'instruire, veulent tout savoir à la fois ; d'autres, moins laborieux, se dégoûtent en apercevant tout ce qu'ils ont à apprendre. Pour assurer les progrès des uns et des autres, il faut donc leur offrir un plan régulier des travaux qu'ils puissent exécuter peu à peu ; il faut leur montrer comment les diverses connaissances qui composent la science de la

----

(*) Vaïdy. *Méthodologie médicale, Dict. des Scienc. médic.*

(**) Discours prononcé à la Faculté de Montpellier.

médecine peuvent conduire de l'une à l'autre, quoiqu'elles se trouvent étroitement unies ; il faut régler l'occupation de chaque jour, de chaque heure, pour ne point effrayer par la masse des connaissances nécessaires à un médecin ; il faut, pour tout dire en un mot, déterminer l'emploi de chaque année, de chaque mois du cours de scolarité. Sans une méthode pareille, la tête de l'élève semble un véritable chaos, et la confusion y augmente, en raison directe du nombre d'idées qu'il accumule. »

« Sans un plan sagement combiné, dit le professeur Pinel, et poursuivi avec une constance et un courage imperturbables, les années s'écoulent, les faits qu'on observe ne sont point rapportés à des principes généraux ; on n'en conserve qu'une faible image dans la mémoire et souvent des préventions erronées, et c'est ainsi qu'on continue, le reste de sa vie, de prendre pour guide un instinct machinal dans les sentiers tortueux de la routine. »

Si nous voulions, pour prouver cette as-

sertion, remonter aux modèles de l'antiquité, et voir quels moyens employèrent
Hippocrate, Galien, Celse, Cælius Aurelianus, Paul d'Œgine, etc., pour acquérir
la célébrité que les siècles ont confirmée,
nous pourrions nous convaincre qu'ils ne
la dûrent qu'à l'éducation qu'ils avaient
eue, et qu'à la méthode qu'ils mirent en
usage dans leurs études. Nous nous borne-
rons à citer Hippocrate et Galien.

« Hippocrate, dit M. Cabanis dans son
ouvrage sur les révolutions et la réforme
de la Médecine, était de la famille des
Asclépiades. Ses ancêtres, de père en
fils, avaient exercé, pendant dix-sept
cents ans, la profession de médecin dans
l'île de Cos. Entouré, dès l'enfance, de
tous les objets de ses études ; cultivé par
les maîtres les plus célèbres dans l'éloquence et la philosophie ; enrichi du plus
vaste recueil d'observations qui pût exis-
ter alors ; enfin doué par la nature d'un
génie à la fois observateur et étendu,
hardi et sage, il entra dans la carrière sous
les plus heureux auspices, et la parcou-
rut pendant plus de quatre-vingts ans,

avec une gloire également due à ses talens et à l'élévation de son caractère vertueux. »

« Ce fut, ajoute encore M. Cabanis, au
milieu des jeux de son enfance qu'Hippocrate reçut de la bouche de ses parens
les notions élémentaires de la médecine.
C'est ainsi qu'il avait trouvé dans sa famille, et pour ainsi dire autour de son
berceau, tous les moyens de développer
l'étendue de son génie. Mais il ne s'en
tint pas à cette première culture : en effet, il étudia la Médecine sous Herodias,
l'Éloquence sous Gorgias, et la Philosophie sous Démocrite. »

Si nous en venons à Galien, nous le
voyons dirigé dans ses études par son père,
sous lequel il se perfectionna dans les Mathématiques et la Physique. « Il passa, dit
M. Peyrille dans son Histoire de la Chirurgie, dès l'âge de quinze ans à l'étude
de la Philosophie sous des maîtres ha-
biles. Son père ne le quitta pas cependant
tant qu'il crut pouvoir lui être utile :
il l'accompagnait chez les philosophes ;
il examinait leurs mœurs tout aussi soi-

gneusement que leur doctrine; et selon qu'ils étaient plus ou moins savans, plus ou moins vertueux; selon qu'il croyait leur secte propre à former ou à corrompre le cœur ou l'esprit de son pupile, il le retenait dans leur école, ou le faisait passer sous d'autres maîtres. »

CLASSIFICATION DES SCIENCES MÉDICALES.

Deux parties principales, Savoir :

- 1° Sciences naturelles.
  - Histoire naturelle.
    - Minéralogie.
    - Botanique.
    - Zoologie.
  - Chimie.
  - Physique.
- 2° Sciences médicales.
  - Zoonomie.
    - Anatomie.
    - Physiologie.
  - Pathologie.
    - Interne.
    - Externe.
  - Thérapeutique.
    - Hygiène.
    - Matière médicale.... Pharmacie.
    - Opérations.
      - Opérations proprement dites.
      - Accouchemens.

Nota. La Médecine légale n'étant qu'une partie complémentaire des connaissances utiles aux médecins, nous nous sommes réservé le droit d'en faire le sujet d'un article particulier, sans la comprendre dans le tableau ci-joint.

CLASSIFICAT

Deux parties principales,

Savoir :

1° Sciences nat

2° Sciences me

ropre-

s.

Nota. La Médecine légale n'étant qu'u, nous nous sommes réservé le droit d'en faire le-joint.

NOUVEAU GUIDE

L'ÉTUDIANT EN MÉDECINE.

CHAPITRE PREMIER.

Classification des sciences médicales.

D'APRÈS l'ordre actuel des études, la Médecine se trouve divisée en deux parties principales : l'une traite des sciences dites naturelles ; l'autre a pour objet la connaissance de celles qu'on appelle assez communément sciences médicales. Toutes les deux se composent d'études théoriques et pratiques ; l'élève qui les étudie doit commencer par en connaître l'objet et les limites, savoir quels sont les ouvrages dont il doit se servir, avoir toujours présent à la mémoire le tableau des cours qu'il doit suivre, et

3.

prendre une idée topographique et clinique des hôpitaux et hospices qu'il doit fréquenter. En suivant cette marche, il doit éviter tout excès de méthode, qui, au lieu de le faire avancer vers l'ordre parfait, ne pourrait que le faire rétrograder vers la confusion. De cette manière la Médecine deviendra pour lui une étude plus simple et plus substantielle. Tel est le but que nous nous sommes proposé d'atteindre en publiant ce nouveau guide de l'étudiant en Médecine.

ARTICLE PREMIER.

Sciences dites naturelles.

Sous le titre de sciences naturelles on comprend toutes les connaissances humaines. En effet, comme l'a dit M. Gerdy dans sa thèse inaugurale, « toutes les puissances de la nature et toutes nos professions peuvent agir sur l'homme, et nous ne pouvons combattre ou favoriser leur influence sans les avoir étudiées et sans les connaître. Cependant qu'on n'aille pas

croire que toutes sont d'une égale importance. S'il est vrai que les astres, par
exemple, agissent sur nous dans certaines
phases, comme ces influences ont peu
d'activité, les médecins peuvent en général se dispenser d'étudier la marche
des corps célestes, leurs révolutions et
les positions réciproques qu'ils peuvent
prendre les uns par rapport aux autres.
Il n'en est pas de même des autres
sciences de la nature : la Minéralogie, la
Botanique, la Zoologie, la Chimie, la
Physique sont beaucoup plus importantes. »

Les trois premières complettent l'étude
de l'Histoire naturelle. Elles nous font connaître les propriétés physiques des corps
dont se composent les trois règnes de la
nature. Avant de se livrer aux recherches
de la Chimie et d'étudier les lois sous l'influence desquelles ces corps augmentent de
volume, se meuvent et se multiplient, etc.,
il convient de connaître les élémens de
l'Histoire naturelle. L'élève qui se destine
à exercer un jour la Médecine est forcé aujourd'hui par les lois qui régissent l'ensei-

gnement d'en avoir quelques notions élémentaires. Ce n'est qu'après avoir obtenu le titre de bachelier ès-lettres et ès-sciences, qu'il lui est permis de se faire inscrire sur les registres des Facultés de Médecine ; mais les connaissances qu'il a acquises dans les colléges royaux ne lui suffisant pas pour étudier avec succès les sciences médicales proprement dites, nous avons cru lui rendre un service en lui en faisant un exposé analytique pour le mettre à même de les étudier d'une manière plus complète à la Faculté des Sciences, au Collége de France, au Jardin du Roi, et enfin auprès de la Faculté de Médecine où les applications qui y sont démontrées se rattachent plus spécialement à la science qu'il doit pratiquer un jour.

§ I. HISTOIRE NATURELLE.

La Minéralogie, la Botanique et la Zoologie, comme il a été déjà dit plus haut, complettent le vaste domaine de l'Histoire naturelle.

1°. La Minéralogie, qui a pour objet

l'étude descriptive des minéraux n'est point enseignée d'une manière spéciale aux Facultés de Médecine ; mais, si l'on y réfléchit avec attention, on verra que sous d'autres dénominations les cours qui doivent s'en occuper, existent. Nous citerons, par exemple, le *Cours de Chimie médicale* de M. Orfila, qui, en traitant des propriétés cliniques d'un minéral, s'étend sur son histoire naturelle ; celui de M. Alibert, qui en nous faisant connaître les propriétés médicinales du soufre, par exemple, ne manque pas d'en tracer les premières notions historiques ; et enfin pour rendre notre assertion plus évidente, M. Guilbert, dans ses cours de Pharmacie, ne se contente pas de nous indiquer la manière de faire tel ou tel reméde, sans donner préalablement des notions d'Histoire naturelle sur les corps qu'il met en usage pour confectionner tel ou médicament.

D'après ce court exposé, la Minéralogie qui est une science dont l'enseignement est confié spécialement à tel ou tel professeur au Collége de France, au Muséum et à la Faculté des Sciences, ne mérite pas de fixer plus long-temps notre attention en faveur des élèves qui considéreraient comme une lacune dans notre article le silence que nous gardons à son égard.

2°. La Botanique nous présente le tableau des végétaux, nous enseigne leur connaissance, leur distinction et leur classification. Son étude consiste à connaître :

1°. Les organes des végétaux ;

2°. Les modifications que peuvent éprouver ces organes ;

3°. Les noms des différens organes connus, leurs modifications représentées par des expressions dont on a saisi le sens ; on n'a plus, pour devenir botaniste, qu'à faire le choix d'un système et d'y consacrer ses études.

Cette science est du nombre des connaissances qu'un médecin doit posséder ; et parmi ces connaissances elle occupe un rang si distingué, que son étude est indispensable.

Il n'appartient cependant qu'aux hommes qui veulent se livrer spécialement à cette science, de la connaître dans toute son étendue ; ses principes fondamentaux,

et les moyens par lesquels on peut découvrir les végétaux utiles ou nuisibles à
l'homme doivent seuls attirer l'attention de
l'élève.

En effet, sans la connaissance de cette
science, une fois médecin, il se voit obligé
de prescrire aux malades des plantes dont
il n'a connu la propriété que dans les livres.
A combien d'erreurs ne se voit-il pas exposé quand il a affaire à des herboristes
dont l'impéritie peut donner des plantes
vénéneuses dont le caractère extérieur pouvait avoir quelque ressemblance avec les
plantes salutaires demandées par le médecin.

L'étude de la Botanique, en outre,
comme l'observe très bien M. Richard,
offre l'avantage de remplacer par des plantes
qui croissent dans le pays que l'on habite,
des plantes qui ne s'y trouvent pas, ou
dont le prix est trop élevé.

Comme l'observe très bien cet auteur,
on a trop exagéré les difficultés attachées à
l'étude de cette science; de là vient que
les jeunes gens se découragent dès les premiers obstacles qu'ils rencontrent. Les uns,
pensant que les noms seuls des plantes

employées dans la Médecine leur suffit,
surchargent leur mémoire de mots, sans
s'arrêter au caractère et aux signes qui
pourraient leur faire distinguer ces plantes.
Les autres, n'étant jamais remontés aux
principes fondamentaux, veulent reconnaître les différentes espèces de plantes.
Que s'ensuit-il ? c'est que les premiers et
les derniers n'ont que des notions extrêmement vagues, et que des difficultés à vaincre s'offrent à chaque instant ; ils se découragent, et renoncent à une science dont
l'étude est très facile dès l'instant où on a
recours à une bonne méthode.

3°. La Zoologie, qui termine l'histoire des
corps que l'on rencontre sur la surface de la
terre, ne devient utile au médecin que par
les notions générales qu'il acquiert sur l'organisation des animaux qui présentent beaucoup d'analogie avec celle de l'homme.
L'illustre Chaussier, sans attacher à cette
branche de l'Histoire naturelle toute l'importance qu'elle semble vouloir mériter, a
considéré sous un autre point de vue l'étude
de l'Anatomie comparée qu'il définit ainsi :
cette partie de la Zoonomie humaine qui

nous fait connaître la différence de structure, par rapport à l'âge, au sexe, compa-
rativement à celle des animaux. L'Anatomie
comparée étudiée d'une manière générale
par les élèves qui se proposent de scruter
plus particulièrement l'organisation de
l'homme, ne doit être à leurs yeux qu'une
introduction préliminaire à l'étude de cette
dernière, s'ils veulent éviter un amas de
connaissances accessoires plus compliquées
que celles de la Médecine proprement dite.

§ II. CHIMIE.

« La Chimie est une science qui apprend
à connaître la nature des corps, ou mieux
encore l'action intime et réciproque de
leurs molécules intégrantes les unes sur les
autres.

» La Chimie a deux moyens pour connaître
la nature intime des corps : l'analyse et la
synthèse. Par l'analyse, elle sépare les principes constituans d'une substance composée ; par la synthèse, elle réunit ces principes séparés pour reformer la substance

analysée, et prouver l'exactitude de la première opération.

» Ces moyens sont fondés sur la connaissance aussi parfaite que possible des deux forces qui mettent en mouvement tous les corps de la nature; savoir, l'attraction et la répulsion.

» La Chimie a déjà rendu de très nombreux services à la médecine : elle est appelée à lui en rendre encore. Non-seulement on lui doit l'analyse exacte du sang, du lait, de l'urine, de la sueur, de la sinorée, du sperme, des eaux de l'amnios, de la salive et de toutes les humeurs, celle des os, des dents, des calculs, des cheveux, enfin de toutes les parties molles ou solides du corps humain ; mais elle a expliqué d'une manière satisfaisante le système de la respiration, la différente coloration du sang artériel et veineux, la formation des pierres de la vessie et des concrétions arthritiques, l'altération des urines dans le diabétès sucré, et par analogie, les moyens de guérir cette maladie. La Chimie a fourni à la Médecine des armes contre la contagion, des secours dans les différentes asphyxies, des préservatifs contre les miasmes putrides. »

La Chimie peut être appliquée avec avantage presque à toutes les parties qui composent la Médecine ; mais « l'immense quantité de détails dans lesquels un chimiste est obligé d'entrer pour saisir l'ensemble de la science, effraie souvent le jeune médecin dont le temps est réclamé par des études plus spéciales et plus directes, celles de l'Anatomie, de la Pathologie, de la Clinique, etc. Il craint de se livrer à la Chimie, trop attrayante pour ne pas le captiver ; il ne veut prendre qu'une notion élémentaire des principes généraux, et ne s'appliquer qu'aux objets qui ont un rapport essentiel avec l'art de guérir ; rarement ces notions suffisent, et il est peu de praticiens pour qui elles ne soient pas des sujets d'erreurs, parce qu'il est beaucoup de phénomènes dans la chimie animale qui ne peuvent être clairement expliqués que par celui qui possède toutes les parties de la science. Si un médecin ne connaît pas bien les affinités électives, comment saura-t-il ce qui se passera dans un mélange, lorsqu'il associera des substances qui ne peuvent se rencontrer ensemble sans se décomposer ? S'il ne connaît pas parfaitement la solubilité relative des substances médicamenteuses, comment pourra-t-il les doser avec discernement, et prévoir leur action ? Ce sont ces difficultés qui ont engagé tant de praticiens à n'employer autant que possible que les drogues simples, et à se priver ainsi de l'usage des formules composées, dont quelques-unes sont cependant d'un grand secours dans certains cas, quoiqu'en général on doive user avec réserve de la polypharmacie. »

§ III. PHYSIQUE.

« Il serait absurde de penser qu'on ne peut utilement servir la Médecine qu'en l'isolant complètement des autres sciences...... L'expérience du passé doit, à cet égard, rectifier les idées de ceux qui auraient pu concevoir une telle opinion. En effet, on ne peut nier que si, dans ces derniers temps, quelques-unes des branches de la Médecine ont réellement été perfectionnées, c'est un avantage auquel les progrès

des sciences physiques ont contribué, quelquefois directement, d'autres fois indirec-
tement ; et il est aisé de se convaincre que
la plupart des découvertes récentes sont
dues moins à des rencontres fortuites qu'à
des considérations rationnelles indiquées
par des notions positives et confirmées par
l'expérience. Aussi nous sommes arrivés à
une époque où l'on ne méconnaît plus
l'utile influence que les connaissances physiques peuvent exercer sur la Médecine ; et
si quelques personnes semblent croire que
leur étude n'est pas toujours indispensa-
blement nécessaire, il est du moins aisé de
voir que cette exception ne regarde que la
classe des médecins uniquement empiri-
ques, et ne peut s'appliquer à ceux qui, en
pratiquant leur art, ne renoncent cependant point à le perfectionner. Quant aux
objections fondées sur les erreurs auxquelles
une application irréfléchie des sciences physiques a pu ou même pourrait encore donner naissance, on conçoit qu'il est inutile
de s'arrêter à les combattre, puisqu'on ne
saurait, sans inconséquence, juger de la
valeur intrinsèque d'une chose par le mau-

vais emploi que l'on peut en faire ; et la question qu'il s'agit de résoudre ne consiste point à prouver qu'il est possible de se tromper, mais à montrer ce qu'il faut faire pour ne point s'égarer. »

Il faut d'abord se rendre compte de ce qu'on doit entendre par Physique médicale.

« L'homme, ainsi que tous les corps qui reposent à la surface de la terre, placé au milieu de forces qui régissent l'univers, entraîné avec le globe qui le porte, obéit au même mouvement, et reçoit les mêmes influences.

Dans ses rapports avec l'atmosphère qui le presse, qui le pénètre et qu'il respire, il éprouve des effets dépendans de la nature de cette atmosphère, et des vicissitudes auxquelles elle est sujette dans sa densité, son poids total, ses mouvemens ; dans la quantité de lumière qui la traverse ; dans son état électrique et dans sa température ; enfin, l'eau vaporisée et les substances étrangères qui sont répandues, suspendues dans l'air ou mêlées avec lui, modifient l'état hygrométrique de ce fluide, et en altèrent la salubrité.

» Le corps humain, de même que tous les corps pondérables qui reposent ainsi que lui sur le sol, tend à se précipiter avec eux vers le centre terrestre. Les mouvemens qui portent les autres corps vers lui, ceux qu'il développe lui-même et par lesquels il agit sur eux, le mettent en rapport avec ces corps par des actions réciproques, dont la puissance se mesure sur les combinaisons diverses des masses et des vitesses.

» Non-seulement il éprouve dans sa totalité l'effet de ces actions, mais elles s'étendent nécessairement encore au-dedans de lui, sur les différentes parties qui le composent ; elles les affectent spécialement, et en intéressent l'union de différentes manières, selon leurs différences de position et de densité, selon qu'elles sont contenantes ou contenues, libres ou réunies par des connexions plus ou moins étendues, retenues par des liens lâches ou serrés, suspendues ou supportées ; selon qu'elles sont dures, molles, liquides ou fluides, élastiques ; selon que les liquides parcourent des canaux larges ou capillaires, se filtrent et séjournent dans des aréoles et

des cellules communiquantes, ou s'accumulent dans des follicules ou dans de plus
grands réservoirs. Dans tous ces cas, elles
reçoivent d'une même impulsion, selon la
différence de leurs densités, des quantités
diverses de mouvemens, et par là réagis-
sent avec plus ou moins de force les unes
sur les autres.... Une autre sorte de mouvement communicable, les oscillations so-
nores, sont aussi harmoniquement parta-
gées par nos organes, avec différens degrés
de force et une faculté de transmission plus
ou moins efficace, selon la nature des parties et le degré de tension dont elles sont
susceptibles. La lumière pénètre dans notre
œil selon les lois de la Dioptrique, etc.
Ainsi, toutes les causes physiques qui agissent sur les corps ont un effet nécessaire
sur le corps humain et sur ses différens
organes.

» Mais il est un autre principe d'actions
et de mouvemens qui se développe au-dedans des corps vivans et organisés, qui tire
son origine de leur organisation même et
de leur vie, et qui y établit une puissance
spéciale et une nature de force d'où dé-

rivent des actions et des effets aussi diver-
sifiés que la structure de leurs organes. Il
en résulte des mouvemens, des impulsions,
des progressions, des directions entièrement
différens de ceux qui dérivent des causes
générales dont l'origine est hors de nous.
Cette *force organique* agit au-dehors et
au-dedans; au-dehors, elle transporte le
corps lui-même, le lance, maintient son
équilibre, le soutient dans tous ses mouvemens, et par la contractilité de ses muscles, porte ses membres sur les corps en-
vironnans avec une force et une vitesse
multipliées par la disposition des attaches
et des leviers; au-dedans, ce sont des ca-
pacités susceptibles d'extension et de con-
traction qui dilatent ou compriment les
parties contenues des muscles creux qui se
contractent sur des liquides, et leur donnent une impulsion plus ou moins rapide;
des canaux qui en déterminent la direction
et la distribution, et en soutiennent le
mouvement par leur réaction; un réseau
vasculaire, doué d'une irritabilité très
grande, et des vaisseaux d'une extrème
ténuité, qui, dans l'intime structure des

viscères, exercent de nouvelles actions dont le mode échappe à nos sens et à tous les instrumens dont ils pourraient se fortifier, mais dont les effets seuls nous sont sensibles, et démontrent une action puissante, efficace, capable de surmonter de grandes résistances.

» La puissance, origine de tous ces mouvemens, est présente dans tout le corps vivant sous autant de formes qu'il existe d'organes; son principe, quel qu'il soit, excité dans un point, se transmet aux extrémités de l'organisation avec une rapidité instantanée. Sa force est variable autant que la multitude de causes qui, soit au-dedans, soit au-dehors, affectent les parties qu'elle anime; elle s'accroît souvent par les résistances mêmes, s'élève avec la volonté, s'exagère ou s'abat avec nos passions; enfin, soit qu'elle agisse de concert ou en opposition avec les causes physiques générales, elle surpasse ou surmonte leur effet, et paraît en effacer les conséquences.

» Cependant, dans l'un et l'autre cas, ce serait une grande erreur que de méconnaître la réalité ou du concours ou de l'opposition de celle-ci; et s'il est possible de parvenir à évaluer l'étendue de la force organique, ce ne peut être qu'en calculant en même temps les forces physiques; car elles ont part à l'effet produit, soit en le contrariant, soit en le favorisant. Il faut donc, lorsqu'elles sont opposées, les ajouter à la mesure des résultats observés, et les en soustraire quand elles sont favorables.

» Il est donc bien nécessaire, pour connaître exactement l'étendue des forces organiques et la part qu'elles ont dans les phénomènes appréciables, de connaître aussi les causes physiques qui les compliquent, et l'on conçoit dès lors à quel point la physique doit être connue du médecin curieux de perfectionner la science de l'économie animale, et de porter son étude au plus grand degré d'exactitude possible.

» Tel est le problème qui constitue ce qu'on doit entendre sous le titre de *Physique médicale*. Ce problème, pris dans toute son étendue, est composé de quelques quantités constantes et connues, et d'une multitude d'inconnues et de variables; plusieurs résultats sont, outre cela , affectés de perturbations nombreuses, dont l'analyse, par conséquent, rarement praticable en entier, ne peut être essayée d'après aucune théorie générale connue , et ne saurait, dans les cas même les plus simples, être effectuées que d'après l'obserservation et l'expérience. »

ARTICLE II.

Sciences médicales.

Les sciences médicales sont au nombre de trois : la Zoonomie , la Pathologie , la Thérapeutique.

§ I. ZOONOMIE.

L'étude de la Zoonomie comprend la description de toutes les parties du corps humain , et la connaissance des fonctions qu'elles remplissent. Cette branche de la Médecine est subdivisée en Anatomie et Physiologie.

1°. L'Anatomie, considérée sous le point de

vue le plus philosophique, traite des élémens organiques, des systèmes, des organes et des rapports respectifs qu'ils présentent entre eux, en les examinant dans chaque région du corps, depuis la peau jusqu'aux os, soit dans l'état de santé, soit dans l'état de maladie.

Les anatomistes modernes ne sont parvenus à simplifier l'étude de cette science qu'après s'être servi pendant long-temps d'une infinité de dénominations toutes plus arbitraires les unes que les autres : aussi, le temps est venu où, à l'exemple du professeur distingué qui occupe la chaire d'Anatomie à la Faculté de Médecine de Paris, nous pouvons nous permettre de considérer l'étude matérielle de l'homme, sous le triple rapport des systèmes, des organes et des régions, sans employer à chaque instant les dénominations vicieuses d'Anatomies générale, descriptive, médicale, chirurgicale et pathologique.

La méthode qu'a suivie Desault dans ses cours publiés a servi pendant long-temps de guide aux anatomistes qui lui ont succédé ; l'ouvrage du professeur Boyer nous offre encore la description exacte de tous les détails minutieux que peuvent présenter les plus petites particularités de nos organes.

Cette méthode, à laquelle Desault eût fini par renoncer, a été remplacée par celle qu'ont adoptée Haller, Sœmmering et Bichat, laquelle est généralement professée par MM. Chaussier, Dumeril et Béclard. Les organes y sont étudiés dans l'ordre de leurs fonctions; chaque système y est soumis à l'analyse la plus rigoureuse pour pouvoir en déduire des applications physiologiques et pathologiques. Les régions proprement dites dont on ne s'était jamais occupé, ont fixé l'attention de quelques anatomistes; et, malgré leurs travaux, elles ne sont pas entièrement décrites. Mais, comme nous avons tout lieu de l'espérer, l'ouvrage qu'a entrepris M. le professeur Béclard ne nous laissera rien à désirer sur ce point (*).

(*) Cet ouvrage comprendra toutes les leçons d'Anatomie que fera M. Béclard dans le cours des semestres d'hiver des années classiques 1823 — 24 1824 — 25.

On peut rapporter à deux chefs principaux tout ce qui regarde l'étude de cette science.

1°. L'emploi des moyens propres à la connaître.

2°. Les diverses précautions à prendre en l'étudiant.

« Deux moyens principaux sont employés pour atteindre le but qu'on se propose : la *dissection*, les *injections*. Quelques autres sont d'un usage moins étendu, et doivent être regardés comme auxiliaires : nous en parlerons ensuite.

» Par la *dissection* on isole les organes sans les intéresser, ou du moins on ne coupe que ceux qui ne peuvent être conservés, en mettant les autres à découvert. On se sert, pour cette opération, de *scalpels*, de *ciseaux*, de *scies*, de *rugines*, de *pinces*, d'*érignes*, etc.

» Le scalpel est nécessaire pour inciser la peau ; il convient pour disséquer les muscles, pour suivre les artères injectées, etc. Le manche, qui est aplati, suffit pour isoler les différentes éminences qui se rencontrent dans le cerveau. Pour la dissection des nerfs, on se sert d'un scalpel dont la lame est très étroite, et que l'on nomme *névrotome*.

» Les *ciseaux* sont plus propres à enlever les graisses ou à couper les muscles, les tendons, les nerfs, etc., dont on veut se débarrasser.

» Les parties dures exigent le secours de la *scie* pour être divisées. C'est ainsi qu'on fait au crâne les coupes qui sont nécessaires pour voir le cerveau, les sinus, les replis de la dure-mère, etc. On divise de même les os de la face pour découvrir le trajet que parcourent les nerfs et les vaisseaux. Quelques anatomistes emploient à cet usage le *ciseau* et le *maillet*. On peut casser les côtes avec la main seule lorsqu'on se propose d'examiner seulement les organes contenus dans le thorax; mais les instrumens sont indispensables pour préparer les ligamens vertébraux, puisqu'il faut non-seulement scier les côtes, mais ouvrir longitudinalement le conduit rachidien.

» On se sert de la *rugine* pour dépouiller les os de leur périoste; il faut, autant qu'il est possible, que le tranchant s'y applique dans toute son étendue : c'est pourquoi on doit en avoir de diverses formes.

» Il est des organes entre lesquels l'adhérence est si légère, qu'on n'a besoin d'aucun instrument pour les séparer. C'est ainsi que l'on détache avec la main le péritoine sur les muscles de la région lombaire, et spécialement sur le diaphragme que l'on voit alors beaucoup mieux que si l'on se fût servi du scalpel.

» Les *pinces* sont fort utiles toutes les fois que les objets à saisir présentent trop peu de prise ; mais il vaut mieux les tenir immédiatement avec les doigts quand la chose est possible. L'*érigne* sert pour fixer certaines parties qu'on tiendrait mal avec les pinces ou avec les doigts : tel est le globe de l'œil. On peut aussi se servir d'épingles courbées en crochets, et dont la tête porte un petit plomb suspendu par le moyen d'un fil.

» On ne peut, au reste, bien disséquer que quand on a déjà quelque connaissance de la situation et de la disposition respective des organes. Pour découvrir un muscle, il faut avoir l'attention de suivre la direction

des fibres : ce qui expose moins à les en-
dommager. Pour parcourir les divisions
d'un nerf ou d'une artère, il faut arriver
au tronc sans intéresser les branches, etc.

» L'art des *injections* exige aussi que
l'on connaisse les vaisseaux sur lesquels on
doit les faire. Il faut, avant tout, reconnaître l'aorte, si ce sont les artères que l'on
veut injecter; le tronc de la veine-porte, si
c'est le système veineux abdominal; les ra-
meaux des veines ou des lymphatiques, si
sont les veines ou les absorbans.....

» Il y a aussi quelques autres moyens
qu'on peut regarder comme auxiliaires
dans les préparations anatomiques ; ainsi
on a recours à la *macération* dans l'eau
pour préparer les ligamens, et à la *décoc-
tion* pour obtenir les os dépouillés de toutes
les parties molles : ces moyens font souvent
apercevoir dans certains organes des parties qui y étaient peu distinctes ; les fibres
du périoste sont beaucoup plus apparentes
quand la macération les a blanchies ; la
langue de veau qu'on a fait bouillir présente
une épiderme très manifeste et qu'on n'y
voyait pas auparavant, etc.

» Il est rare que l'on fasse usage de la *congélation :* elle peut cependant servir à apprécier avec exactitude les rapports des membranes et des humeurs de l'œil ; et c'est par ce procédé qu'Heister s'est assuré de l'existence de la chambre postérieure.

» Passons maintenant aux moyens de *conservation.*

» La *dessication* est facile pour les os ; il suffit, après les avoir fait macérer, de les laisser dans un lieu sec pendant un mois ou deux ; ils sont alors susceptibles de recevoir le vernis : s'ils étaient trop chargés de suc médullaire, on le leur enleverait en les faisant macérer dans une eau alumineuse.

» Mais les parties molles ont besoin d'être dépouillées de leur humidité par les substances salines, l'alcohol ou les acides; le sel commun est peu propre à cet usage, parce qu'il est jusqu'à un certain point déliquescent; le muriate de mercure suroxidé a l'inconvénient de raccornir un peu les parties avec lesquelles il est en contact, et de blanchir les chairs; l'alun et beaucoup d'autres sels cristallisent à l'intérieur des organes, et en altèrent plus ou moins la structure ; l'alcohol doit être préféré ; l'eau forte a souvent les mêmes avantages.

» Nous terminerons par l'*insuflation* des viscères creux qui est très favorable à leur desséchement : on prépare ainsi le cœcum pour en examiner les valvules. On peut également les remplir de foin, de son, de laine ou de toute autre matière qu'on a soin de renouveler (*). »

Voyons maintenant quelles sont les différentes précautions à prendre en étudiant l'Anatomie.

« Il convient d'abord de ne pas disséquer des sujets morts de maladies réputées contagieuses, ou des sujets profondément altérés par la putréfaction ; de choisir, pour disséquer, l'hiver et le commencement du printemps; d'éviter de disséquer pendant la nuit, immédiatement après s'être levé, lorsque l'estomac est surchargé

(*) Cet article sur les travaux anatomiques, rédigé d'après une excellente dissertation de M. Dumeril, par MM. Geoffroy et Savary, est extrait en grande partie du *Dict. des Sciences médicales.*

d'alimens, ou enfin lorsque le corps est af-
faibli par quelque indisposition ou par
quelque écart de régime encore récent. Il
est également convenable de ne pas sé-
journer plus de six heures consécutives
dans une salle de dissection ; de n'y entretenir de feu qu'autant qu'il est nécessaire
pour empêcher les sujets d'être gelés ; de
faire enlever les parties disséquées dès
qu'elles cessent d'être utiles pour l'étude ;
d'entretenir un courant d'air continuel
dans le lieu où l'on travaille, surtout si
l'endroit n'est pas très vaste, et de purifier
l'air soir et matin par des fumigations d'a-
cide muriatique simple, ou d'acide muriatique oxigéné.

» On peut aussi considérer comme des
précautions salutaires de se tenir chaude-
ment vêtu, de changer de vêtemens exté-
rieurs en quittant la salle de dissection,
surtout dans les temps humides, froids ou
chauds. Il est peut-être superflu de recommander aux élèves de se laver soigneusement les mains avec de l'eau pure ou de
l'eau de savon, de faire un exercice modéré
en plein air en quittant le travail, et de

prendre habituellement une nourriture saine et fortifiante ; mais il est important de les prévenir qu'ils doivent éviter soigneusement de commettre des écarts de régime, et de se laisser abattre par la crainte lorsqu'ils éprouvent quelque indisposition passagère, ou lorsqu'ils se sont blessés en disséquant, soit avec un fragment d'os, soit avec quelque instrument. Lorsque la blessure est superficielle, il suffit de la faire saigner, de la laver avec de l'eau froide, et de la couvrir ensuite pour empêcher qu'elle ne se trouve en contact avec les parties que l'on prépare. Si la blessure est étroite et profonde, on conseille de la débrider et de la cautériser avec la pierre infernale, après l'avoir lavée et fait saigner. Quelques praticiens, et entre autres M. le professeur Pinel, conseillent, lorsqu'on commence à éprouver quelques symptômes qui peuvent faire présumer que l'absorption de quelques principes contagieux ou délétères a eu lieu, de prendre un ou deux verres d'un vin généreux, ou une infusion aromatique édulcorée, acidulée et aiguisée avec une petite quantité d'eau-de-vie. Cette boisson excite ordinairement une réaction prompte, donne lieu à une transpiration abondante ; et, au bout de quelques heures de repos, le malaise a disparu (*). »

2°. « La Physiologie est la partie de la Médecine qui a pour objet la connaissance des phénomènes dont l'ensemble constitue la vie. Elle est à l'Anatomie ce que l'appréciation des mouvemens qu'exécute une machine est à la description des pièces dont cette machine est composée. Alliée sans cesse à l'étude de l'homme malade, elle éclaire celle-ci, elle guide sa marche mal assurée ; et tantôt s'appuyant de son secours, d'autres fois lui présentant un salutaire appui, elle se confond, s'identifie avec elle, et devient la base la plus sûre des connaissances nombreuses que le médecin doit réunir. »

Il était réservé à notre siècle de voir la Physiologie étendre son domaine. « Un de ces hommes, dont la nature paraît avare, un de ces génies qui savent à la fois con-

---

(*) M. Marjolin. *Introduction au Manuel d'Anatomie*, page xj.

server, rassembler et comparer les faits épars, porta cette science à un point de perfection jusqu'alors inconnu; observateur exact et judicieux, expérimentateur infatigable et non prévenu, l'immortel Bichat possédait au suprême degré cet esprit de rapprochement qui sait tirer de l'analogie des inductions précieuses. Son traité des membranes, son Anatomie générale, ses recherches sur la vie et sur la mort, donnèrent à la Physiologie une impulsion et une marche toute nouvelle..... Cultivée par les hommes les plus recommandables, la Physiologie ne peut rester stationnaire; elle suivra les progrès des autres sciences, et désormais fondée sur des faits positifs, elle acquerra de plus en plus un degré de certitude qu'on ne pourra plus lui disputer.... Il est facile de voir que cette science se compose d'une foule de données positives, mais que tout n'est pas encore fait, et que ce sujet fournit encore plus d'un point douteux à éclaircir. Mais quelle est la meilleure marche que l'on puisse suivre en cherchant à pénétrer dans le mystère de nos fonctions? C'est là une question aussi difficile à résoudre qu'il est important d'en donner la solution.

« Plusieurs moyens nous sont offerts pour parvenir à la connaissance de nos fonctions : 1°. l'observation des phénomènes qui se passent habituellement en nous ; 2°. l'ouverture des corps privés de vie, et les expériences que l'on peut faire sur eux ; 3°. l'analogie de structure existant entre nos organes ; 4°. l'observation des désordres que les maladies déterminent dans nos fonctions ; 5°. la connaissance des altérations survenues dans nos organes, sur laquelle on peut fonder une comparaison plus ou moins exacte entre les actions qu'exercent les parties saines , et celles qu'exécutent les parties malades ; 6°. les résultats que peuvent fournir certaines opérations chirurgicales , et les expériences innocentes que l'on peut tenter en les pratiquant sur l'homme vivant ; 7°. le parallèle que l'on établit entre les organes des animaux et les nôtres , entre les fonctions qui leur sont propres et celles qui nous sont départies ; 8°. les expériences que l'on peut faire sur eux ; 9°. l'observation des

phénomènes qui caractérisent la vie des végétaux ; 10°. les données que la Physique
peut nous fournir ; 11°. les applications
physiologiques auxquelles la Chimie peut
se prêter ; 12°. enfin le raisonnement et le
jugement..... Il est facile de voir que ces
moyens présentent à la fois des avantages
et des inconvéniens ; mais qu'à l'aide d'un
jugement sévère, on peut tirer parti de
chacun d'eux. Ce n'est donc pas à une
seule source que l'on doit puiser les connaissances qui constituent la Physiologie,
il faut avoir recours à toutes celles qui se
présentent à nous, et ne point admettre
comme démontrés les faits qui ne dé-
coulent que de quelques-unes d'entre
elles.

« Les différentes voies qui nous sont offer-
tes pour étudier l'homme sain, doivent se
prêter un mutuel secours ; pour être véri-
tablement physiologiste, il ne faut être ni
physicien outré, ni chimiste exagéré, ni
vitaliste exclusif, ni expérimentateur prévenu, ni théoricien subtil ; mais il faut
posséder ces diverses qualités à un degré
modéré, si l'on veut se guider avec assu-

rance dans une route dont il est difficile de
ne pas s'écarter (*). »

§ II. PATHOLOGIE.

« La Pathologie est la science de l'homme
malade ; tous les dérangemens qu'éprouvent nos organes, soit dans leur disposition relative, soit dans leur structure intérieure, soit enfin dans les propriétés qui
les animent, doivent être rangés dans son
domaine, quels que soient le tissu, le système, l'organe ou l'appareil organique qui
se trouve affecté, quel que soit par conséquent le siége de la maladie, quels que soient
les causes qui l'ont produite, les symptômes qui manifestent son existence et les
moyens que l'on emploie à sa curation.

« Cette science constitue un tout indivi-

(*) A travers les longs détails instructifs que
renferme l'article Physiologie du *Dictionnaire des
Sciences médicales*, par M. Piorry ; nous en avons
extrait tout ce qui était en rapport avec notre sujet, et tout ce qui nous a paru pouvoir servir à l'instruction des élèves.

sible. La distinction que l'on a voulu établir de la Pathologie en interne et en externe, ne porte sur aucun fondement raisonnable. L'étendue de son domaine ne justifie point les limites arbitraires que l'on a voulu poser entre ses diverses parties : le nombre des plantes surpasse de beaucoup sans doute celui des maladies, et cependant jamais les botanistes n'ont conçu l'idée ridicule d'en faire l'objet de deux sciences qui auraient chacune leur méthode. C'est cependant ce qu'ont fait les médecins ; des traités généraux existent sur chacune de ces deux prétendues sciences, sous les titres encore plus ridicules de Médecine et de Chirurgie ; et des chaires sont fondées dans nos écoles pour leur enseignement séparé. Admettons qu'un seul professeur ne peut avec juste raison, dans le cours de l'année scolaire, faire l'exposé complet d'une science aussi étendue ; cette cause suffirait-elle pour justifier la division de la Pathologie en interne et en externe ?

» Pourquoi les professeurs chargés d'enseigner les maladies ne partageraient-ils pas entre eux le vaste domaine de la Pathologie, comme on voit dans les écoles de droit plusieurs professeurs expliquer successivement les diverses parties d'un même code? »

Il serait très difficile de répondre à cette dernière question sans blesser l'amour-propre de quelques personnages. Nous savons seulement de bonne source qu'il existe encore dans la tête de beaucoup de docteurs, se qualifiant de médecins proprement dits, un sentiment de supériorité tel, qu'ils se croient encore au-dessus de nos meilleurs chirurgiens. Parmi ces derniers, qu'on ne devrait considérer que comme des médecins opérateurs, il en est quelques-uns qui affectent un sentiment contraire ; et, s'ils étaient flattés dans leurs goûts et leurs désirs, ils ne tarderaient pas à se conformer aux anciens usages, et solliciteraient avec ardeur la division de l'École en deux établissemens distincts l'un de l'autre. Voilà cependant des choses qui existent et qui, heureusement pour nous, seront à jamais placées dans la classe des chimères humaines.

Passons à quelques chose de plus utile

et de moins absurde, et cherchons à connaître quelle est la classification la plus
commode et la plus exacte pour apprendre
la description de toutes les maladies.

« Les anciens paraissent avoir senti de
bonne heure qu'il était avantageux de
classer les maladies d'après la considéra-
tion des parties affectées ; mais en les dé-
crivant suivant les régions du corps, suivant l'ordre des lieux, et par conséquent
suivant une méthode purement topographique, ils confondaient de nouveau tous
les objets. L'état d'imperfection de l'Anatomie faisait qu'il était difficile d'y trouver
les bases d'une bonne classification. Les
méthodes anatomiques étaient également
vicieuses. On étudiait successivement l'Anatomie du bas-ventre, de la poitrine, de la
tête et des membres ; au lieu de classer les
organes d'après leurs analogies de structure et de fonctions, les anciens anatomistes n'avaient égard qu'à leur situation ;
les classifications des organes étaient comme
celle des maladies, purement topogra-
phiques.

« Aujourd'hui que tous les tissus, tous les

systèmes, tous les organes et tous les appareils dont l'assemblage constitue la machine humaine, sont parfaitement connus, et que l'analyse anatomique offre des résultats égaux en précision à ceux des sciences les plus exactes, il est peut-être difficile de trouver une meilleure base pour la classification des maladies, que la distinction des divers appareils organiques. Depuis long-temps les anatomistes étudient successivement et séparément les organes de la circulation, des sensations, des mouvemens; pourquoi les pathologistes n'adopteraient-ils pas un ordre semblable (*) ? »

Une telle méthode a des fondemens naturels, et ne présente rien d'arbitraire. Sans l'appliquer à la totalité des maladies, plusieurs nosologistes en ont reconnu l'excellence, et s'en sont servis pour établir, les uns, les classes des maladies dites internes, et les autres pour coordonner celles qui ont

---

(*) Les passages de l'article Pathologie qui sont placés entre des guillemets sont extraits de la *Nosographie chirurgicale* de M. le professeur Richerand.

reçu improprement les noms de maladies externes. Entre autres nosographes, nous citerons MM. les professeurs Pinel et Richerand qui, par leurs idées essentiellement philosophiques, ont simplifié de beaucoup l'étude de la Pathologie. Tous les deux professant dans le même sens, ont été forcés de se conformer à l'état actuel de l'enseignement ; et, sans adopter une classification générale pour toutes les maladies, ils les ont décrites d'après les mêmes principes basés sur la division physiologique des tissus, des organes et des appareils organiques.

Une dernière question se présente à nous ; comment doit-on étudier les maladies ? En fréquentant les hôpitaux, et se plaçant auprès des malades pour observer sans cesse les changemens qui peuvent s'opérer dans la marche des symptômes qui caractérisent telle ou telle maladie ; en ouvrant des cadavres pour tâcher d'y rencontrer la cause des altérations observées pendant la vie ; et enfin par le raisonnement déduit d'après les principes physiologiques.

§ III. THÉRAPEUTIQUE.

« On peut, sans que la conscience en murmure, avancer un principe douteux de Physiologie; mais doit-on être aussi hardi quand il est question de préceptes théra-peutiques? ici, les conséquences d'une erreur sont effrayantes. Voyez ce qui arrive pour le traitement des fièvres : les secours dont on se sert aujourd'hui sont opposés à ceux que l'on conseillait naguère, et ces maladies ne sont plus si longues et si dangereuses; telle opération chirurgicale qui n'aurait jamais été hasardée, se trouve couronnée du plus heureux succès.

« Nous ne sommes plus au temps où il aurait suffi de parcourir un code nosographique, de citer les noms des maladies, et d'indiquer la nature du traitement que l'on a vanté contre chacune d'elles.

« La Thérapeutique ne se compose plus de la connaissance de recettes qui font des miracles, de médicamens dont l'expérience a toujours constaté les vertus, et d'opérations chirurgicales infaillibles; elle raisonne

ses procédés, et ne veut que du positif dans
ses actions et d'exact dans l'effet des instrumens dont elle se sert. Les maladies
n'étant dues qu'à des changemens d'état
ou à des lésions des tissus, des organes et
des appareils organiques, la Thérapeutique
étudie d'abord la nature, le caractère, le
produit de ces lésions, et en dernier lieu
elle met en jeu divers moyens tirés de
l'Hygiène, de la matière médicale et de la
Chirurgie pour détruire ces lésions et réta-
blir les parties malades dans leur condition
première.

« On ne recueille plus aujourd'hui les
symptômes pour en composer une maladie,
pour lui imposer un nom ou lui trouver une
place dans un système nosographique. On
observe ces symptômes, mais c'est pour
arriver à la lésion qui les produit, pour découvrir l'altération organique dont ils sont
l'expression. On ne forme plus avec les
symptômes une maladie à côté du malade;
on les laisse dans l'économie animale; on
suit leur route, on remonte à leur origine
pour rencontrer la lésion pathologique qui
les suscite. Mais la lésion dont s'occupe le

thérapeutiste, n'est pas celle que dévoilent les recherches anatomiques. Celle-ci a gagné son dernier terme : elle a dépassé les limites où les secours médicinaux pouvaient l'arrêter. Quand on considère les désordres que l'on trouve dans les cadavres, et que l'on réfléchit ensuite à la faiblesse des armes dont un praticien peut disposer, on éprouve une sorte de découragement, on est conduit à désespérer d'obtenir aucun succès dans le traitement de ces maladies. Que peuvent faire nos médicamens contre des tissus organiques qui sont endurcis, changés de forme, de couleur, de nature, méconnaissables, etc. ? Mais ces lésions ont eu un commencement, un début ; c'est alors, et encore pendant leur développement, que le thérapeutiste les attaque avec avantage. Estimées à cette période de leur existence, on conçoit la possibilité de les combattre avec nos moyens curatifs. On trouve de la proportion entre la puissance où l'effet de ces derniers et ce qui forme la maladie. On se rend facilement raison des cures que l'on obtient journellement dans la pratique de la Médecine.

« N'oublions pas de plus qu'il manque dans
les lésions, telles que nous les présentent
les cadavres, une foule d'élémens pathologiques qui ont disparu avec la vie, et qui
entretenaient un grand nombre de symptômes directs ou sympatiques contre lesquels la Thérapeutique agit avec utilité. La
mort a substitué un froid uniforme aux
exaltations de température que l'on remar-
quait dans divers points du corps malade :
la pâleur a remplacé les rougeurs que l'on y
voyait ; les taches violacées mêmes que l'on
rencontre étaient environnées d'une au-
réole qui s'est évanouie. Où il y avait tension, il y a laxité ; le gonflement qu'entre-
tenait l'aiguillon de la phlogose, en attirant
le sang dans les vaisseaux capillaires, s'est
dissipé parce que cet aiguillon a cessé de se
faire sentir, et que les petits vaisseaux après
le moment fatal conservent assez d'activité
pour reporter le sang dans les vaisseaux
d'un calibre plus gros. Ainsi, bien des
causes pathologiques qui réclament l'attention du praticien, et contre lesquelles
il dirige des secours médicinaux, ne se
trouvent plus dans les cadavres. La mort y

laisse-t-elle toujours la raison de l'ardeur intérieure qui tourmentait le malade, de l'éréthisme, de l'agitation, de l'excès de sensibilité, d'activité, etc., dont il se plaignait? Ce sont donc non pas les lésions des appareils organiques que l'on rencontre dans les cadavres, mais celles que révèlent les symptômes et que fait reconnaître la Physiologie, que le thérapeutiste doit étudier, parce que ce sont ces dernières, telles qu'elles sont pendant que la vie existe, qu'il faut traiter. Des changemens organiques qui décelaient des accidens morbides, des symptômes saillans dont l'existence ne pouvait être contestée, ne sont-ils pas imperceptibles lorsqu'on cherche après la mort?

« Il ne suffit pas en Thérapeutique de connaître les lésions qui constituent les maladies, il faut de plus s'occuper des remèdes propres à les guérir. Or, c'est l'action physiologique de ces remèdes, ce sont les effets immédiats que leur administration provoque qui doivent principalement occuper le thérapeutiste. Que les moyens qu'emploie ce dernier sortent de l'Hygiène, de la ma-

tière médicale ou de la Chirurgie, peu importe. Il faut toujours examiner en eux une
chose : c'est le pouvoir qu'ils ont sur les
organes ou sur les appareils organiques ; c'est
l'action qu'ils eurent sur le corps vivant.
Cette action est ce qui les rend propres à combattre l'état de maladie, à détruire les causes
qui l'entretiennent : le thérapeutiste doit
donc la bien connaître ; il doit estimer sa
force, étudier son caractère, apprécier la
portée de sa puissance, sa durée, être au
fait de toutes les modifications, de toutes
les mutations qu'elle est capable de produire. Les remèdes sont, a-t-on dit, les
instrumens de l'art de guérir ; il faut donc
que l'artiste sache tout ce qu'ils peuvent
opérer. L'étude de la puissance physiologique des remèdes est une matière tout-à-
fait négligée : tant que l'on a cru que les
médicamens guérissaient par des vertus oc-
cultes, on a dû se mettre peu en peine de
cette étude : toutefois elle n'en est pas moins
d'une très haute importance, et l'examen
des effets physiologiques des secours médicinaux aura une grande influence sur le per-

fectionnement des méthodes curatives (*) ».

Ce n'est qu'après s'être familiarisé avec la description des organes comme avec l'histoire de leurs fonctions ; après avoir analysé les indications que présente la maladie, et fixé l'objet de la méthode curative ou les règles d'après lesquelles on doit diriger le traitement, qu'il convient de déterminer les moyens de remplir ces indications. Ces moyens sont tirés de l'Hygiène, de la matière médicale, de la Chirurgie, et forment le domaine entier de la Thérapeutique.

On doit y comprendre l'étude de la

(*) Les considérations générales sur le traitement des maladies appartiennent à M. le docteur Barbier, d'Amiens, qui s'était chargé depuis long-temps de fournir l'article Thérapeutique pour le *Dictionnaire des Sciences médicales.* Après y avoir travaillé à plusieurs reprises afin de le rendre digne du recueil pour lequel il était destiné, ce savant médecin s'est contenté d'en faire le sujet d'une lettre insérée dans le dernier volume du dictionnaire, en attendant l'époque où il lui sera permis de la mettre en rapport avec les principes d'une Pathologie généralement adoptée.

Pharmacie et l'art des accouchemens qui se lie à la pratique des opérations chirurgicales.

Les détails dans lesquels nous pourrions entrer sur la partie clinique des études médicales, ne sauraient être de quelqu'utilité aux élèves commençans ; aussi, nous nous abstiendrons d'en parler pour éviter de les induire en erreur sur la partie la plus importante de la Médecine. La fréquentation des hôpitaux et une assiduité régulière aux leçons cliniques des médecins et chirurgiens chargés d'en faire le service, pourront les éclairer davantage sur ce point, et les rendre capables de juger les méthodes curatives pour choisir parmi elles celles qui se trouvent couronnées de plus grands succès.

ARTICLE III.

Médecine légale.

« On a désigné sous le nom de Médecine politique, la science qui a pour objet l'application des principes de la Médecine aux lois concernant la salubrité publique et l'administration de la justice. Cette science a été divisée en deux branches : la *police médicale*, et la *Médecine légale justiciale*.

» La première embrasse tout ce qui tend à conserver la santé publique, à favoriser la vigueur de la population, à assurer l'existence et la liberté des citoyens; l'examen de l'air, des eaux et des lieux, des comestibles, des boissons, des habitations, des prisons, des épidémies, des épizooties, des états, des professions, etc., appartient évidemment à cette partie de la Médecine politique.

» La *Médecine légale justiciale* s'occupe des causes portées devant les tribunaux et les cours de justice. Elle a été définie mal à propos *l'art de faire des rapports en justice*, comme si l'examen approfondi des questions pour lesquelles on est consulté, n'appartenait pas aussi bien à cette science, que la rédaction des actes dans lesquels sont énoncées les opinions que fait naître cet examen.

» Suivant MM. Fodéré et Mahon, la Médecine légale est l'art d'appliquer les connaissances et les préceptes des diverses branches principales et accessoires de la

Médecine à la composition des lois et aux diverses questions de droit, pour les éclaircir où les interpréter convenablement. A cette définition, que l'on pourrait adopter sans inconvénient, nous en substituerons une autre qui nous paraît plus exacte : la Médecine légale justiciale est l'ensemble systématique de toutes les connaissances physiques et médicales qui peuvent diriger les différens ordres de magistrats dans l'application et dans la composition des lois. (PAUNELLE. Discours prononcé à la Faculté de Montpellier, en 1814.)

» D'après cette dernière définition il est inutile de faire connaître en détail quelles sont les sciences dont l'étude doit avoir précédé celle de la Médecine légale. Toutes les connaissances physiques et médicales peuvent être mises à contribution. On ne doit pas se contenter de les étudier superficiellement; il faut au contraire en connaître les détails les plus minutieux, et par conséquent les plus difficiles.

» Est-il question de donner son avis sur une hémorrhagie qui a été promptement mortelle, il faut désigner au juste la branche

on le rameau de l'artère qui ont été ouverts;
cherche-t-on à connaître la cause de la pa-
ralysie d'un ou de plusieurs muscles à la
suite de la piqûre d'un nerf, le nom de ce-
lui-ci doit être soigneusement indiqué;
s'agit-il d'un empoisonnement par une substance minérale, les recherches ne seront
complètes qu'autant que l'on aura déterminé, par des expériences souvent déli-
cates, que le poison existe ou n'existe pas
dans les alimens ou dans les boissons dont
on avait fait usage, dans les matières vomies
ou dans les tissus du canal digestif (*). »

Sans attacher beaucoup d'importance aux
diverses classifications proposées jusqu'à ce
jour pour décrire les objets dont se compose
l'étude de la Médecine légale, M. le professeur Orfila, dans l'ouvrage remarquable
qu'il vient de publier, s'est contenté, sous
le titre modeste de leçons, de nous donner
une solution complète des diverses questions médico-légales dont le recueil forme

____

(*) Ce passage sur la Médecine légale est extrait
de la première leçon faisant partie de l'ouvrage
publié tout récemment par M. le professeur Orfila.

en entier une science devenue si importante aujourd'hui. Chimiste et médecin tout-à-la-fois, ce savant professeur, en reprenant ses cours de Chimie, n'a pas voulu nous priver des recherches nombreuses qu'il a faites pendant plusieurs années sur cette partie, et qu'il a développées avec tant de sagacité dans les leçons publiques auxquelles ont assisté un grand nombre d'élèves.

Après avoir indiqué d'une manière générale les règles qui doivent servir de base à la rédaction des rapports, des certificats et des consultations médico-légales, ainsi que les parties qui composent chacun de ces actes, il traite successivement des âges dans les diverses périodes de la vie, de l'identité, de la défloration, du viol, du mariage, de la grossesse, de l'accouchement, des naissances tardives et précoces, de la superfétation, de l'infanticide, de l'avortement, de l'exposition, de la substitution, de la suppression et de la supposition de part, de la viabilité du fœtus, de la paternité et de la maternité, des maladies simulées, imputées, des qualités intellectuelles et morales, de la mort, de la survie, de l'asphyxie, des blessures et de l'empoisonnement.

~~~~~~

CHAPITRE II.

Bibliographie médicale.

Après avoir jeté un coup d'œil sur les différentes branches tant accessoires qu'essentielles de la Médecine, nous en sommes venus au point d'indiquer les ouvrages nécessaires à l'étudiant. Ce n'est pas tout de suivre des cours, il faut encore lire les auteurs qui ont écrit sur la partie que l'on étudie. En effet, sans cette précaution, que pourrait produire sur l'élève l'impression fugitive d'une leçon orale?

La lecture est indispensable; mais il faut montrer à l'étudiant quels sont les livres qu'il doit lire et qu'il doit posséder dans sa bibliothèque. Comme les moyens pécuniaires des jeunes gens ne sont pas très
~~~~~~

étendus, nous ferons en sorte de ne leur indiquer que le moins grand nombre de volumes possible, et en même temps cependant ceux qui sont les plus estimés, ceux enfin où ils trouveront à puiser une instruction solide. Les auteurs qui jusqu'à ce jour se sont occupés de composer une bibliographie médicale à l'usage des étudians, semblent en général avoir plutôt songé aux intérêts des libraires qu'à ceux de ces derniers. Ils offrent à leur méditation des recueils immenses que l'élève le plus studieux ne pourrait parcourir dans l'espace de cinq ans. La Médecine par elle-même n'offre-t-elle pas assez de difficultés à vaincre, sans aller épouvanter encore celui qui y dirige ses pas par l'appareil d'ouvrages dont la plupart lui sont inutiles. Plus tard, quand il aura reçu le diplôme de docteur, il pourra, dans l'intention d'acquérir des connaissances profondes, fouiller dans ces magasins immenses ; mais tant qu'il est sur les bancs, il doit se borner à suivre les ouvrages les plus élémentaires.

Sans cette précaution, en effet, l'élève pourrait avoir de fausses idées sur la Médecine ; il prendrait indistinctement tel ou tel ouvrage dont l'ancienneté peut-être serait un mérite de plus à ses yeux ; tandis qu'au contraire, les ouvrages nouveaux qui sont en rapport avec les connaissances actuelles, et qui, en s'étayant des faits et des découvertes anciennes, rejettent leurs vains sophismes, et leurs idées hasardées sur l'explication de tel ou tel phénomène, etc., sont ceux qui sont les meilleurs, n'en déplaise aux partisans aveugles de l'antiquité....

Notre époque a vu naître un nombre considérable d'ouvrages élémentaires sur toutes les parties de la Médecine ; ils ont été saisis, dévorés avec empressement ; et les éditions, qui se sont succédé avec rapidité, prouvent assez leur mérite. Tous ces ouvrages doivent être la base de l'instruction de l'élève, et ce sont eux que nous soumettrons à ses méditations.. .

ARTICLE PREMIER.

Sciences naturelles.

§ I. HISTOIRE NATURELLE.

DUMERIL. *Traité élémentaire d'Histoire naturelle*, 2 vol. in-8°.

Cet ouvrage, dont on ne trouve qu'un très petit nombre d'exemplaires, et qui par cette raison, est excessivement cher, mériterait, selon nous, de fixer l'attention de l'auteur, qui, pour l'instruction même des élèves, devrait en faire paraître une nouvelle édition.

DUMERIL. *Zoologie analytique.* Paris, 1806, in-8°, br., 6 fr. 50 c.

RICHARD (Achille). *Nouveaux Élémens de Botanique et de Physiologie végétale*, deuxième édition, revue, corrigée et augmentée, avec huit planches gravées en taille-douce représentant les principales modifications des organes de ces végétaux, etc. Paris, 1822, in-8°, fig. noire, br., 7 fr. 50 c., fig. coloriées, 9 fr. 50 c.

Depuis long-temps les nombreux élèves qui suivent les cours de la Faculté, désiraient un ouvrage élémentaire de Botanique. M. Achille Richard a satisfait leurs désirs. Il s'est efforcé de simplifier les élémens de cette science ; il en a élagué les vaines hypothèses et les détails fastidieux. Comme cet ouvrage est principalement destiné à ceux qui veulent se livrer à l'art de guérir, l'auteur ne leur a présenté que les notions de cette science qui leur étaient à peu près indispensables. Son travail consiste : 1° dans la connaissance des organes des végétaux ; 2° dans les modifications que peuvent éprouver ces organes ; 3° dans le choix d'un système. Cette méthode simple et facile est la meilleure, je crois, que l'on puisse suivre ; elle est le fruit de l'observation : employée pendant cinq ans par M. Achille Richard, à l'École pratique, elle attirait un nombre considérable d'élèves. C'est le plus bel éloge que l'on en puisse faire.

MÉRAT. *Nouvelle Flore des environs de Paris.* Paris, 1821, 2 vol. in-18, br., 12 fr.

Cet ouvrage, exécuté d'après le système

sexuel de Linné, est nécessaire aux élèves qui se destinent à suivre les herborisations qu'un professeur de l'École fait tous les ans. C'est pour faciliter l'élève que M. Mérat a publié cette nouvelle Flore. En outre, il est nécessaire de reconnaître les plantes sur les lieux mêmes où elles croissent ; ce n'est que de cette manière que l'on peut s'instruire. La publication de cet ouvrage est un véritable service rendu à la science et aux élèves.

§ II. CHIMIE.

ORFILA. *Élémens de Chimie médicale*, deuxième édition. Paris, 1819, 2 vol. in-8°.

La Chimie médicale attendait un médecin qui, tout en montrant la composition des corps, leur influence réciproque, et déterminant les avantages que la Médecine peut retirer de ces corps simples ou composés, lui assignât des bornes qu'il ne lui serait plus permis de franchir. M. Orfila a fort bien saisi le but de cette science. Il n'a point cherché à expliquer par les lois chi-

miques les phénomènes de Physiologie et
de Pathologie. Il s'est contenté de rapporter à la Médecine les faits certains obtenus
au moyen de la Chimie. Son ouvrage est
composé de quatre parties : les trois premières comprennent la Chimie minérale ,
végétale et animale, et l'étude de l'analyse
se trouve exposée dans la dernière.

Julia-Fontenelle. *Manuel de Chimie
médicale,* un vol. in-12 de 600 pages. Paris,
1823.

Dans un volume de 600 pages, M. Julia
a rassemblé tout ce qu'il importe à un médecin de connaître en Chimie. Il a passé ra-
pidement sur les objets qui n'ont aucun
rapport avec l'art de guérir, ni reçu encore
aucune application aux arts. Il s'est seulement attaché à développer tout ce qui peut
contribuer à faciliter l'étude de la Chimie
médicale : aussi les articles Calorique ,
Électricité, Eaux minérales, etc., y sont
présentés avec beaucoup d'ordre et de développement.

Cet ouvrage est un de ceux qui sont le
plus au courant des découvertes modernes.

M. Julia Fontenelle se propose de publier sur le même plan une *Physique mé-dicale.*

§ III. PHYSIQUE.

Biot. *Précis élémentaire de Physique expérimentale.* Paris, 1820, 2 vol. in-8°, br., 16 fr.

Nous possédons plusieurs traités sur la Physique expérimentale; celui de M. Biot mérite plus particulièrement la préférence qu'on doit leur accorder. Chargé d'enseigner la Physique à la Faculté des sciences, il a compris, en deux volumes seulement, les élémens de cette science pour les mettre à la portée des jeunes élèves en Médecine.

On pourrait citer avec non moins d'éloges l'ouvrage de M. Beudant, qui a pour titre : *Essais d'un cours élémentaire et général des sciences physiques;* partie physique. Paris, 1821, in-8°, br., 9 fr.

Nous devons faire des vœux pour voir paraître un jour un ouvrage en ce genre; rédigé par le professeur de la Faculté de Médecine chargé d'enseigner cette partie des sciences médicales. Le talent de M. Pelletan fils sur ce point, nous fait espérer que nos vœux finiront par être exaucés.

ARTICLE II.

Sciences médicales.

§ I. ZOONOMIE.

Maygrier. *Manuel de l'anatomiste.* Paris, 1818, in-8°, br., 7 fr.

Marjolin. *Manuel d'Anatomie*, etc. Paris, 1812 et 1815, 2 vol. in-8°, br., 13 fr.

Il existe deux manuels d'Anatomie. Nous devons l'un à M. Maygrier et l'autre à M. le professeur Marjolin. Ces ouvrages, d'un mérite reconnu, peuvent servir indistinctement aux commençans.

L'ouvrage de M. Maygrier a été fort bien apprécié par son auteur ; il a su rendre justice à son travail sans se donner, comme certains auteurs connus, des louanges qu'il ne méritait pas. Nous nous contenterons de citer ses propres expressions : « Quoique l'ouvrage que j'ai publié, il y quelques années, sous le titre de *Manuel de l'Anatomiste*, soit parvenu à sa troisième édition,

et que la quatrième soit sur le point de paraître, ce n'est point à moi d'en faire sentir
les avantages ; mais l'utilité ne peut en être
contestée, au moins pour les élèves qui
commencent l'étude de l'Anatomie ; cependant, puisque mon ouvrage jouit de
quelque faveur, je crois devoir dire un mot
du plan que j'ai suivi, et comment il faut
l'étudier pour en retirer le plus de fruit
possible. Ce n'est qu'auprès du cadavre,
et le scalpel à la main, qu'on doit le consulter, puisque la partie intitulée *administration anatomique*, n'est elle-même
que l'exposition exacte de ce que l'élève
doit rencontrer en disséquant ; et ce n'est
qu'après ce travail préliminaire qu'il peut
alors lire la description courte, mais précise et complète, des objets qu'il vient à
l'instant même de mettre à découvert. Des
deux parties dont se compose mon ouvrage, l'une est purement manuelle, l'autre tient plus de la science ; mais il faut que
l'une et l'autre concourent au même but,
et se prêtent un mutuel secours. La partie
descriptive serait évidemment trop laco-
nique si elle n'était précédée par la partie

administrative ou préparation ; et cette
dernière, quoique exécutée avec soin, laisserait peut-être quelque chose à désirer si
elle n'était, pour ainsi dire, terminée par
la description qui la suit. »

L'ouvrage de M. Marjolin est peut-être
un peu plus à la portée des élèves. Écrit
avec beaucoup de pureté, il renferme des
détails extrêmement intéressans. La méthode suivie par l'auteur est celle qu'adop-
tent ordinairement les élèves. On ne saurait cependant auquel de ces deux traités
donner la préférence, et l'on peut dire
avec beaucoup de raison :

.... *Adhùc sub judice lis est.*

BICHAT. *Anatomie générale appliquée à
la Médecine et à la Physiologie*, 4 vol. in-8°.

BÉCLARD. *Élémens d'Anatomie générale*,
1 vol. in-8° de près de 800 pages. Paris,
1823.

L'ouvrage du célèbre Bichat, qui a servi
de guide jusqu'à ce jour à nos meilleurs
anatomistes, méritait de subir non-seulement une nouvelle édition, mais pouvait
être remplacé dans l'intérêt de la science.

(90)

M. Béclard, livré depuis une dixaine d'années à l'enseignement de l'Anatomie, et chargé de professer cette partie des sciences médicales auprès de la Faculté de Médecine de Paris, vient de publier le premier volume de l'Anatomie de l'homme sous le titre d'*Élémens d'Anatomie générale*, en nous promettant successivement les autres volumes dans le cours de l'année scolaire de 1824 — 25.

Reconnaissant envers Bichat son maître et son prédécesseur, il a commencé par nous donner une nouvelle édition de son Anatomie générale avec des notes et des additions; et aujourd'hui, guidé par une expérience plus éclairée, ce savant professeur vient de faire paraître celui que nous indiquons, dont la dédicace est consacrée tout entière à perpétuer la mémoire de celui qui a paru comme un éclair avec l'empreinte du génie.

Bichat. *Traité d'Anatomie descriptive.* Paris, 1819, 5 vol. in-8°, br., 25 fr.

Comme il a déjà été dit, cet ouvrage, rédigé selon l'ordre physiologique, remplace avec avantage celui du professeur Boyer, qui

n'offre que des détails descriptifs trop minutieux, et conserve la méthode de Desault à laquelle ce dernier eût renoncé s'il
eût vécu plus long-temps.

Il était à craindre que la mort qui vint
enlever Bichat au moment où il était sur le
point de terminer son troisième volume, ne
nous privât en même temps de ce précieux
ouvrage. Cependant nos craintes n'ont pas
été réalisées ; les troisième et quatrième volumes ont été achevés par Buisson, son pa-
rent et son ami. Ce dernier aurait sans
doute terminé l'ouvrage, si lui-même n'eût
éprouvé le même sort que Bichat, et s'il
n'eût été enlevé bien jeune encore à la
science. Malgré les soins de ces deux hommes recommandables, ce travail eût resté
imparfait, si M. Roux, plus heureux que
ses devanciers, ne l'eût complété.

Cloquet (Hipp.). *Traité d'Anatomie
descriptive*. Paris, 1822, 2 vol. in-8°, br.,
14 fr.

Tout en conservant la division physiologique professée à la Faculté de Médecine de
Paris, M. H. Cloquet a rendu un grand
service aux élèves en réduisant en deux

volumes seulement l'étude complète de l'Anatomie descriptive. L'auteur a mis ce traité au niveau des connaissances modernes en y insérant les recherches nouvelles faites sur les appareils sensitifs internes et externes, et faisant usage de la nomenclature de M. Chaussier.

Il a paru dans ce dernier temps un petit manuel d'Anatomie descriptive publié par M. Bayle, dont l'usage peut être fort utile aux élèves.

BICHAT. *Recherches physiologiques sur la vie et la mort*, quatrième édition, augmentée de notes, par M. Magendie, membre de l'Institut. Paris, 1822, in-8°.

Aujourd'hui que cet ouvrage est devenu classique, et que sa réputation ne peut plus croître, il était utile de le mettre à la portée des jeunes étudians pour les mettre en garde contre les écueils dans lesquels l'imagination de l'auteur l'a entraîné, et qui sont d'autant plus à craindre, que pour convaincre, Bichat a déployé tous les prestiges de son style animé.

M. Magendie, connu de la manière la

plus avantageuse par les progrès qu'il a fait faire à l'étude de la Physiologie moderne, s'est chargé d'un travail aussi difficile en y ajoutant des notes très instructives à l'aide desquelles l'ouvrage de Bichat conserve toujours sa forme élémentaire, et sert d'introduction à l'explication des phénomènes de la vie et au mécanisme des fonctions.

RICHERAND. *Nouveaux Élémens de Physiologie,* huitième édition. Paris, 1820, 2 vol. in-8°.

Les élèves, guidés par de bons conseils, continuent avec juste raison d'acheter l'ouvrage du professeur Richerand qui a servi jusqu'à ce jour de base à l'étude élémentaire de la Physiologie. Traduit dans toutes les langues, et devenu classique dans toutes les contrées de l'Europe, nous devons nous abstenir d'en faire l'éloge dans la crainte d'en affaiblir le mérite. Telle est l'opinion qu'on doit avoir d'un homme qui a concouru par ses premiers travaux à la gloire du siècle dans lequel nous vivons.

CHAUSSIER. *Tables synoptiques de la Zoonomie,* des humeurs ou fluides ani-

maux, des solides organiques, du sque-
lette, des muscles, des viscères, des vaisseaux artériels, veineux et lymphatiques;
des nerfs, de la force vitale, etc. En feuilles,
in-fol., br., chaque table séparée 1 fr.

L'annonce bibliographique de ce travail,
quoique placée à la fin de l'article Zoonomie, mérite d'occuper le premier rang parmi les diverses productions sur lesquelles je
viens de donner quelques détails. L'auteur,
digne de tous les suffrages, sans avoir publié d'ouvrage complet sous les formes or-
dinaires, sert encore d'autorité à tous ceux
qui se livrent à quelques recherches en
Médecine. Réformateur du langage anatomique, il a su mettre de la précision dans
les descriptions, et a réuni l'exactitude et
la vérité dans l'exposition des faits.

§ II. PATHOLOGIE.

CAILLOT. *Élémens de Pathologie générale et de Physiologie pathologique.* Paris,
1819, 2 vol. in-8°, br., 12 fr.

Les progrès de la théorie médicale peuvent être appréciés dans l'ouvrage que

(95)

nous indiquons. Quoique publié depuis quelques années, il n'est pas assez connu des élèves qui ne rencontreront peut-être en aucun endroit plus de matériaux à puiser pour leur instruction, et en même temps un conducteur avec lequel ils risqueront moins de s'égarer. L'auteur, sans adopter exclusivement tel ou tel système, a pris dans chacun ce qui lui paraissait convenable; il a su profiter des découvertes nouvelles, et a établi les véritables fondemens de la Pathologie générale, en la basant sur une saine Physiologie.

Pinel. *Nosographie philosophique*, sixième édition. Paris, 1818, 3 vol. in-8°, br., 21 fr.

Cet ouvrage, dont nous avons parlé dans notre introduction, est tellement connu, que nous nous contenterons d'indiquer l'ordre d'après lequel M. le professeur Pinel a exécuté son travail.

Il a range les maladies en cinq classes principales : dans la première se trouve l'exposition des fièvres primitives; les phlegmasies comprennent la deuxième; les hémorrhagies font le sujet de la troisième;

dans la quatrième classe, il s'est occupé des névroses ; enfin, dans la cinquième se trouvent indiquées toutes les maladies lymphatiques.

Mais comme il se trouvait des maladies différentes qui ne pouvaient se grouper autour de ces cinq classes principales ; l'auteur a été obligé de les réunir en corps, et d'en faire un article sous le titre d'*appendice*.

RICHERAND. *Nosographie chirurgicale*, cinquième édition. Paris, 1821, 4 vol. in-8°, fig.

En publiant cet ouvrage, M. le professeur Richerand a eu l'intention de porter dans l'étude de la Chirurgie le flambeau de l'analyse, et d'effectuer pour cette science ce qu'a fait pour la Médecine avec tant de succès le professeur Pinel. Frappé des inconvéniens que présentaient les divisions de l'art de guérir en Pathologie interne et externe, il a prouvé jusqu'à l'évidence que ces deux branches appartenant à un même tronc ne devaient former qu'un seul et même corps.

Il a joint à cette cinquième édition des gravures représentant la manière de procéder aux opérations, le lieu où elles doivent être pratiquées, et la route que l'instrument doit parcourir ; ce qui ajoute beaucoup à la perfection de cet ouvrage, et le rend un des meilleurs livres classiques qui puissent être à la disposition des élèves.

AUTHENAC. *Manuel médico-chirurgical*, deuxième édition, augmentée d'un traité complet des fièvres et d'un tableau des différentes classes des médicamens. Paris, 1821, 2 vol, in-8°.

De tous les médecins qui se sont occupés à nous donner des abrégés sur ces diverses parties de la Médecine, M. le docteur Authenac est celui qui a le mieux réussi à réunir sous un moindre volume, et d'une manière complète, l'étude des élémens de la Pathologie médicale et chirurgicale.

Les élèves s'en servent avec beaucoup d'avantage pour se préparer aux second et cinquième examens.

CRUVEILHIER. *Essai sur l'Anatomie pathologique en général*, etc. Paris, 1816, 2 vol. in-8°.

Quelques travaux épars de Morgagni, de

Bonnet, de Lieutaud, etc.; voilà ce qui constituait la science de l'Anatomie pathologique à l'époque où M. Baillie, médecin de l'hospice Saint-Georges à Londres, entreprit un ouvrage sur ce même sujet. Sans suivre de plan, et sans rattacher à des principes généraux les faits qui auraient dû s'y rapporter, il commence par la description d'altérations qui auraient pu le fixer en dernier résultat, ce qui ôte beaucoup d'intérêt à son travail, et en rend la lecture peu philosophique.

Plus heureux dans la conception de son plan, M. Cruveilhier a réuni dans un cadre particulier, les différentes altérations que pouvaient éprouver les organes. Il n'a fait, il est vrai, qu'ébaucher l'histoire des maladies causes de ces altérations; mais malgré cet oubli, les élèves peuvent encore 'instruire beaucoup en le méditant.

§ III. THÉRAPEUTIQUE.

Rostan. *Cours élémentaire d'Hygiène.* Paris, 1821—22, 2 vol. in-8°.

Depuis long-temps on sentait la nécessité d'un ouvrage sur cette matière ; on espérait que le professeur Hallé, qui avait fourni dans l'*Encyclopédie* et dans le *Dictionnaire des Sciences médicales* un si grand nombre d'articles, publierait un jour en corps de doctrine le résultat de ses recherches ; mais la mort est venue le frapper au moment où il se trouvait le mieux à même d'exécuter cette noble entreprise.

Les élèves ont donc été obligés de s'en tenir à l'ouvrage de Tourtelle, qui, quoique rempli d'erreurs et de digressions oiseuses, était encore le plus classique de tous les traités publiés sur cette même matière. Cet ouvrage, revu par M. le docteur Bricheteau qui lui a fait subir de nombreux changemens en y insérant des recherches qui lui appartenaient, eût pu contribuer encore à l'instruction des élèves, si M. Rostan, se servant des travaux des médecins anciens et modernes, n'eût fait paraître son ouvrage.

M. Rostan l'a divisé en trois parties. Il examine dans la première *les différens états de l'organisme ; dans la seconde il traite des moyens de modifier l'organisme,*

mais d'une manière générale ; dans la troi-
sieme il applique d'une manière spéciale
les préceptes de l'*Hygiène* aux diverses
modifications de l'organisme. *La seconde
partie est sous-divisée d'après l'ordre des
fonctions ;* l'on peut dire que jamais *méthode ne fut plus naturelle ;* et l'on peut
s'étonner avec l'auteur qu'*elle n'ait pas été
adoptée plus tôt.*

Richard. *Histoire naturelle des médicamens, des alimens et des poisons tirés du
règne végétal,* 2 vol. in-8°. Paris, 1823.

Destinant cet ouvrage à ceux qui se livrent à l'étude de l'art de guérir, M. Richard a jugé convenable d'en élaguer les
détails botaniques fastidieux ; il s'est atta-
taché à faire connaître les végétaux tant
indigènes qu'*exotiques* qui sont employés
à titre de médicamens, d'alimens ou de
poisons ; à énumérer leurs propriétés, à indiquer les circonstances où on les emploie,
les préparations qu'ils subissent, et les doses
auxquelles on les fait prendre.

Pour l'exposition des objets dont il traite,
l'auteur a adopté l'ordre des familles naturelles ; puis, après avoir indiqué les carac-

tères botaniques propres à une famille naturelle des plantes, il passe à la description de toutes les plantes de cette famille, qui peuvent nous intéresser, soit comme médicament, comme aliment ou comme poison. Il a soin ensuite en général d'ajouter aux noms français et latin de chaque espèce : 1° *la citation d'une figure choisie autant que possible dans l'ouvrage de Bulliard ou celui de Blackwell; 2° la partie de la plante qui est employée; 3° le nom latin pharmaceutique; 4° enfin* l'auteur cite *ses noms vulgaires les plus répandus.*

Mais ce qui donne encore beaucoup d'intérêt à cet ouvrage, c'est que la description de chaque plante, faite avec le plus d'exactitude et de précision possibles, se trouve suivie d'un examen où on la considère sous le rapport médical. Quant aux propriétés de chaque plante, leur exposition se trouve faite dans l'ordre suivant. On indique : 1° *l'action immédiate que chaque substance exerce sur l'économie animale; 2° les changemens que cette action détermine dans les différens organes, et les fonctions qui en dépendent; 3° les cir-*

constances où l'emploi de ce médicament a été conseillé.

Il est aisé de voir que cet ouvrage, dans son exécution, présentait de très grandes difficultés ; mais M. Richard, déjà connu par plusieurs ouvrages sur la Botanique, en est venu facilement à bout, et a offert aux élèves une *Botanique médicale* qu'ils ne sauraient trop étudier.

Alibert. *Nouveaux élémens de Thérapeutique et de matière médicale*, quatrième édition. Paris, 1817, 2 vol. in-8°.

Barbier. *Traité élémentaire de matière médicale.* Paris, 1819 — 1820, 3 vol. in-8°.

M. Alibert, le premier, éclairant la matière médicale par la Physiologie, **a** prouvé combien il était nécessaire pour l'administration des remèdes d'avoir une indication lucide et bien déterminée sur le traitement des maladies. Il a posé les bases fondamentales de cette science, en la dégageant des termes bizarres et inintelligibles, et en leur substituant un langage précis et lumineux. La matière médicale avait besoin surtout d'une réforme générale, et ce professeur l'a exécutée avec beaucoup de succès. M. Barbier a publié un traité sur le même sujet, bien digne de fixer l'attention des élèves. Le premier ouvrage convient à ceux qui suivent le cours que fait M. Alibert à l'École de Médecine; et le second, plus en rapport avec la doctrine du docteur Broussais, convient mieux aux étudians qui fréquentent les cours de ce dernier.

Sᴀʙᴀᴛɪᴇʀ. *Médecine opératoire*, nouvelle édition, faite sous les yeux de M. Dupuytren. Paris, 1822 — 1824.

La Médecine opératoire de Sabatier, ouvrage extrêmement recommandable, laissait, sous quelques points de vue, beaucoup à désirer. MM. Sanson et Begin, en en donnant une nouvelle édition, ont pensé que des généralités sur les opérations et les pansemens seraient de quelque utilité, non-seulement pour les élèves, mais encore pour les praticiens; en indiquant les nouveaux procédés et l'emploi de ces procédés, ils ont placé cet ouvrage au niveau de la science, et l'ont rendu indispensable aux élèves.

Tʜɪʟʟᴀʏᴇ. *Traité des Bandages et Ap-*

pareils, troisième édition. Paris, 1810, avec onze planches.

Les élèves qui assistent journellement aux opérations chirurgicales, attachent fort peu d'importance à l'application des bandages. On doit savoir gré à Thillaye de nous avoir laissé un traité complet sur cette matière. Il serait à désirer que, dans l'École, il se trouvât un professeur spécialement destiné à instruire les élèves sur cette branche importante de la Chirurgie ; cette réflexion nous est suggérée par l'idée que nous avons de l'impossibilité où se trouve M. le professeur Richerand de réunir l'enseignement des opérations à la démonstration des bandages et appareils.

Capuron. *Accouchemens,* troisième édition. Paris, 1823, in-8°.

Idem. *Traité des Maladies des enfans jusqu'à la puberté.* Paris, 1820, in-8°.

Idem. *Traité des Maladies des femmes, depuis la puberté jusqu'à l'âge critique inclusivement.* Paris, 1817, deuxième édition, in-8°.

Parmi les élèves qui se sont occupés particulièrement de la pratique des accouchemens, il n'en est aucun qui n'ait suivi pendant plusieurs années les cours du professeur distingué dont nous annonçons les ouvrages. M. Capuron, infatigable dans ses travaux, mérite à juste titre la réputation qu'il s'est acquise dans l'enseignement. Nous recommandons non-seulement aux étudians ses ouvrages, mais encore nous les engageons à suivre ses cours; ils ne trouveront nulle part un guide plus sûr et plus éclairé.

Maygrier. *Nouveaux élémens d'accouchemens;* deuxième édition, augmentée du *Traité des Maladies des femmes et des enfans.* Paris 1817, deux vol. in-8°.

Idem. *Nouvelles démonstrations d'accouchemens,* etc. Paris 1822, 15 livraisons in-folio, fig.

Des deux ouvrages que M. le docteur Maygrier a publiés sur l'art des accouchemens, le premier, classé depuis long-temps parmi les livres élémentaires de médecine, sert journellement de guide à MM. les élèves dans l'étude de cette branche des sciences médicales. Le second a pour but de rendre plus claire et plus facile la prati-

^ue des accouchemens ; science dont l'utilité, généralement reconnue, est incontes-
table, puisqu'elle a pour objet d'assister
l'homme quand il vient au monde , et
d'assister la femme quand elle le met au
jour.

On ne saurait douter que cette entreprise ne soit couronnée de succès et favora-
blement accueillie. Les diverses productions
de l'auteur, qui sont très-avantageusement
connues, sa longue et brillante pratique, sa
grande habitude dans la carrière de l'enseignement, en sont les plus sûrs garans.
D'ailleurs, le titre et le plan du second ouvrage que nous annonçons, sont bien capables d'inspirer de la confiance ; ce sont
de nouvelles démonstrations d'accouchemens, non-seulement imprimées par texte,
mais accompagnées de planches en taille-
douce, afin de mieux représenter les objets,
et de les graver plus profondément dans
l'esprit des lecteurs.

Nous terminerons cet aperçu par les propres expressions dont s'est servi M. le professeur Capuron, dans un rapport contenu
dans *la Nouvelle Bibliothèque médicale,*

première année, n° 5, tome 11, cahier de mai 1823.

« L'ouvrage de M. le docteur Maygrier sera très utile aux praticiens qui voudront se rappeler en peu de temps, et sans fatigue, les connaissances théoriques qu'ils ont peut-être négligées ou perdues de vue. On peut ajouter qu'il ne sera pas d'un médiocre secours pour les élèves, puisqu'il leur aplanira beaucoup de difficultés, en leur mettant sous les yeux les élémens de la science, qui sera l'objet de leurs études et de leurs méditations. »

§ III. MÉDECINE LÉGALE.

ORFILA. *Leçons de Médecine légale.* Trois vol. in-8° avec 22 planches, dont 7 coloriées. Paris. 1821, 1823.

Nota. Le tome 2 de cet ouvrage, qui traite des poisons, a paru il y a deux ans. Le tome 1er en deux parties, qui vient de paraître, complète toute la Médecine légale de ce professeur.

Si l'on jette un coup d'œil sur la Médecine légale, on sera étonné des différentes connaissances que doit posséder le médecin qui veut l'exercer avec dignité. Des branches accessoires à la médecine, il n'en est aucune qui ne soit d'un grand intérêt pour l'étude de cette science. Par la Physique, on évalue le choc des corps, certains mouvemens; on apprécie les différentes erreurs, soit de la vue, soit de l'ouie, etc.; on explique les grands phénomènes de la nature; on reconnaît l'influence de la chaleur, des météores, des différens degrés de température sur le corps, enfin les mesures de salubrité à prendre pour se garantir des impressions auxquelles l'homme est sujet, et on peut calculer les avantages et les inconvéniens qui peuvent résulter du voisinage d'établissemens placés près des lieux habités. La Chimie est indispensable pour les recherches du crime d'empoisonnement. L'Histoire naturelle nous indique les végétaux, les sels, les métaux, etc., qui peuvent nous être utiles, en nous démontrant les propriétés délétères de ceux contre lesquels nous devons être en garde.

Mais si, comme nous venons de le voir, la médecine légale tire beaucoup d'avantages des sciences accessoires à la Médecine ; les parties essentielles n'offrent pas moins d'intérêt. Le médecin légiste, au moyen du flambeau de l'Anatomie, reconnaît la route suivie par l'arme meurtrière ; la Physiologie lui indique l'importance des parties lésées, et sert à établir les craintes que l'on doit avoir, et les espérances que l'on peut encore se permettre. La connaissance des maladies lui fait distinguer les diverses altérations qu'éprouvent nos organes, et à l'aide de l'Anatomie pathologique, l'expert peut être assez éclairé pour porter un jugement dont il n'aura jamais à se repentir. Par la Thérapeutique, on voit le traitement à suivre, sinon pour guérir le mal, du moins pour ne pas en agraver les symptômes. Enfin, par la matière médicale, on peut décider de la vertu de certains remèdes ; de leurs préparations et de leurs effets sur nos organes..., etc. (*).

D'après ce court exposé, il est aisé de

(*) Ce que nous avons dit ici de la Médecine légale en général, est extrait en partie l'introduction sur cette science, par M. Fodéré.

voir combien l'étude de la Médecine légale présente de difficultés ; mais il est facile en même temps de sentir combien il est doux de parvenir à lever les soupçons qui planaient sur la tête de l'innocent. Comme l'observe très bien M. Fodéré : « Des juges sont hommes, et l'expérience nous fait voir chaque jour qu'ils ont bien de la peine à se garantir de cet esprit de prévention qui fait prendre pour moyens de conviction des apparences légères, des indices équivoques. Il faut peut-être avoir une âme privilégiée pour vivre sans cesse au milieu des élémens de la perversité humaine, et ne pas voir un coupable partout où il y a un accusé. Les juges, chargés de l'instruction des causes criminelles et correctionnelles accumulent informations sur informations ; il faut bien qu'à la fin, le hasard, la fermentation des propos indiscrets et des bruits populaires, ou la haine de quelques ennemis, amènent des témoins, ou pervers, ou bornés et mal instruits, qui déposent de ce qu'ils n'ont ni vu ni entendu, et qui amassent des nuages funestes sur le fait qu'on examine. Quelle source féconde et funeste de jugemens erronés... Et, chose bien digne d'admiration, à force de fixer une place vide où il nous semble voir un objet qui n'y existe pas, cet objet ne finit-il pas par devenir réel pour nous? De même, dans les suppositions morales, à force de parler d'une chose, de s'appesantir sur un fait qui n'a aucune certitude, que même nous ne jugeons pas d'abord vraisemblable, nous finissons par lui donner créance, et par nous étourdir jusque sur son origine, qui n'a d'abord été que dans notre cerveau. » S'il en est ainsi, on doit penser combien il est utile pour un prévenu d'avoir pour juges des hommes éclairés, et qui ne se laissent point abuser par de vaines chimères et de vieilles erreurs accréditées. Les ouvrages de Mahon, Belloc, et celui de M. Fodéré, ont sans doute déjà fait beaucoup, mais on doit encore attendre davantage de celui de M. Orfila, que nous indiquons aux élèves comme le meilleur en ce genre.

CHAPITRE III.

Tableau des Cours.

Les cours sont publics et particuliers.

Les premiers ont lieu à la Faculté de médecine, les seconds dans des amphithéâtres situés aux environs de l'École.

ARTICLE PREMIER.

Faculté de Médecine.

§ I. COURS PUBLICS.

Ces cours sont divisés par semestre d'hiver et d'été :

Les professeurs seuls sont chargés des cours de la Faculté ; les agrégés en exercice sont tenus de les remplacer en cas de maladie ou d'absence.

Semestre d'hiver.

Le semestre d'hiver commence dans les premiers jours du mois de novembre, et finit au 1er avril.

Les cours professés durant cet intervalle, sont les suivans :

CHIMIE. *M. Orfila ;* lundi, mercredi et vendredi, à dix heures et demie.

ANATOMIE. *M. Béclard ;* mardi, jeudi et samedi, à dix heures et demie.

PHYSIOLOGIE. *M. Duméril ;* lundi, mercredi et vendredi, à midi.

PATHOLOGIE MÉDICALE. *M. Fizeau;* mardi, jeudi et samedi, à trois heures.

PATHOLOGIE CHIRURGICALE. *M. Roux ;* lundi, mercredi et vendredi, à trois heures.

OPÉRATIONS ET APPAREILS. *M. Richerand;* mardi, jeudi et samedi, à midi.

Semestre d'été.

Le semestre d'été commence au 1er avril; et finit le 31 août, époque des vacances.

Les cours d'été sont les suivans :

Physique. *M. Pelletan fils;* mardi, jeudi et samedi, à dix heures et demie.

Pathologie médicale. *M. Fouquier;* mardi, jeudi et samedi, à trois heures.

Pathologie chirurgicale. *M. Marjolin;* lundi, mercredi et vendredi, à trois heures.

Hygiène. *M. Bertin;* lundi, mercredi et vendredi, à dix heures et demie.

Histoire naturelle médicale. *M. Clarion;* lundi, mercredi et vendredi, à midi.

Matière médicale. *M. Alibert;* mardi et vendredi, à quatre heures.

Pharmacologie. *M. Guilbert;* lundi et jeudi, à quatre heures.

Accouchemens. *M. Desormeaux;* mardi, jeudi et samedi, à midi.

Médecine légale. *M. Royer-Collard;* mercredi et samedi, à trois heures.

CLINIQUES.

Trois cliniques sont établies près de la Faculté de médecine.

Les leçons cliniques se donnent tous les jours, et pendant toute l'année, de six à dix heures du matin, savoir :

Clinique médicale, *rue des Saints-Pères.*
MM. Landré-Beauvais, Récamier, Laennec,
Cayol.

Clinique chirurgicale. MM. Boyer, Dupuytren (*), Bougon.

Clinique d'accouchemens, *à la Bourbe.*
M. Deneux.

TRAVAUX ANATOMIQUES.

Plusieurs pavillons sont annexés à la
Faculté de médecine, dans l'hospice de
perfectionnement, rue de l'Observance,
n° 3. Cet emplacement, qui a reçu le nom
d'École pratique, est destiné aux travaux
anatomiques. Les élèves qui y sont atta-
chés, fixés à quarante, sont reçus au con-

(*) MM. Boyer, Dupuytren professent leurs cliniques, le premier à la Charité et le second à l'Hôtel-Dieu.

M. Bougon, qui a remplacé M. Dubois, professe
ses leçons cliniques rue de l'Observance, n° 3.

Les médecins chargés de la clinique interne ne
professent que par trimestre; ceux qui sont chargés
de la clinique externe professent toute l'année, à
l'exception des vacances.

cours qui a lieu pour cet objet tous les ans au mois de novembre. Ils sont divisés en trois classes distinguées en 1re, 2e et 3e, et passent d'une classe à l'autre, aussi par la voie du concours.

L'admission à l'École pratique donne le droit de disséquer dans les pavillons de l'École, et l'entrée libre tous les jours à la Bibliothèque et aux cabinets de la Faculté. Les élèves sont dirigés par le chef des travaux anatomiques, les prosecteurs et les aides d'anatomie, tous nommés au concours, et pris parmi les élèves mêmes de l'École pratique.

Ces fonctionnaires sont :

MM. Breschet, chef des travaux anatomiques ; Cloquet (Jules), Bogros, Gerdy, prosecteurs.

Aides d'anatomie. MM. Amussat, Blandin, Bouvier et Velpeau.

Les prosecteurs et les aides sont élus pour trois ans. Les élèves des trois classes peuvent concourir pour ces places.

Il existe à la Faculté de médecine, un laboratoire de chimie dont la direction est confiée aux soins de M. Barruel.

BIBLIOTHÈQUE DE LA FACULTÉ.

Cette bibliothèque, entièrement composée de livres de médecine, de chirurgie et des sciences accessoires, est ouverte au public les lundi, mercredi et vendredi, de onze heures à trois heures.

Elle est dirigée par MM. Mac-Mahon, bibliothécaire; Robert Roche, sous-bibliothécaire.

CABINETS ET COLLECTIONS.

La Faculté de médecine possède une magnifique galerie, dans laquelle sont déposées des collections de pièces anatomiques et pathologiques pour servir à l'instruction des élèves. A la suite de cette première galerie, est une pièce qui renferme un modèle de chaque instrument pour la pratique des opérations. Après cet arsenal, est un cabinet où se trouve une très-belle collection de pièces en cire, moulées avec le plus grand soin. A la suite de ce cabinet, on y rencontre une matière médicale complète; enfin toutes ces galeries sont terminées par un très beau cabinet de physique.

Le public est admis à visiter les cabinets aux mêmes jours et heures que pour la bibliothèque.

Les conservateurs sont :

MM. Thillaye aîné, conservateur ; Thillaye (Auguste), sous-conservateur.

§ II. COURS PARTICULIERS.

Indépendamment des cours publics qui ont lieu à la Faculté de médecine et aux hôpitaux cliniques de Paris, plusieurs médecins distingués font aussi, dans des amphithéâtres situés aux environs de l'École, des cours particuliers sur les différentes branches dont se compose l'étude de la Médecine. Ces cours sont :

SCIENCES DITES NATURELLES.

M. RICHARD. Leçons de Botanique, trois fois par semaine, dans un des pavillons de l'École pratique, rue de l'Observance, n° 3, pendant le semestre d'été.

M. GAULTHIER DE CLAUBRY. Leçons de Chimie théorique et pratique, rue du Colom-

(119)

bier, amphithéâtre de M. Vauquelin. (Semestre d'hiver.)

M. JULIA FONTENELLE. Cours de Chimie médicale.

M. TREMERY. Leçons de Physique, à midi précis, quai Malaquais, n° 11. (Semestre d'hiver et d'été.)

M. THILLAYE aîné. Leçons de Physique, au cabinet de la Faculté.

SCIENCES MÉDICALES.

Anatomie.

M. BRESCHET. Tous les jours, de quatre à cinq heures, rue de l'Observance, amphithéâtre de clinique.

M. CLOQUET (Jules). Tous les jours, de quatre à cinq heures, amphithéâtre n° 1 de l'École pratique, rue de l'Observance, n° 3.

M. GERDY. Tous les jours, même amphithéâtre.

Nota. Les aides d'anatomie de la Faculté de médecine, professent aussi des cours particuliers d'anatomie, rue de l'Obser-

vance, n° 3, aux amphithéâtres de la clinique, de l'École pratique, ou aux pavillons anatomiques.

Physiologie.

M. ADELON. Tous les jours, de trois à
quatre heures, rue des Maçons-Sorbonne,
n° 22.

M. SEGALAS. Tous les jours, de six à sept
heures du soir, place Sorbonne, n° 3.

M. PIORRY. Tous les jours, de trois à
quatre heures, rue des Grès.

Pathologie médicale.

M. BROUSSAIS. Tous les jours, à une heure,
rue des Grès.

M. CHOMEL. Tous les jours, à deux heures,
à la Charité,

M. LUGOL. Tous les jours, à trois heures,
rue des Grands-Augustins, n° 26.

Pathologie chirurgicale.

M. BRESCHET. Tous les jours, à cinq
heures, rue de l'Observance, n° 3.

M. Cloquet (Jules). Tous les jours, à cinq heures, amphithéâtre n° 1 de l'Ecole pratique.

M. Lisfranc. Tous les jours, à cinq heures, rue des Grès, amphithéâtre de M. le professeur Broussais.

Thérapeutique.

M. Bricheteau. Cours d'Hygiène, trois fois par semaine, à trois heures, rue des Grands-Augustins, n° 26. (Semestre d'été)

M. Cloquet (Hippolyte). Cours de Matière médicale ; leçon tous les deux jours, rue de l'Observance.

MM. Breschet, Cloquet (Jules) et Lisfranc. Leçons de Médecine opératoire.

Accouchemens.

M. Capuron. Tous les jours, à sept heures du soir, cloître Saint-Benoît.

M. Maygrier. Tous les jours, à sept heures du soir, rue de la Harpe.

M. Collombe. Tous les jours, à sept heures du soir, rue des Maçons-Sorbonne.

M. Dufrenois, Tous les jours, à sept heures du soir, rue Percée, n° 11.

M. Moreau. Tous les jours, à sept heures du soir, rue des Maçons-Sorbonne, n° 22.

Nota. Il n'existe pas de cours particulier sur la Médecine légale.

§ III. Études élémentaires de médecine.

M. Beullac. Leçon tous les jours, à trois heures, amphithéâtre rue des Grands-Augustins, n° 26.

Nota. Sous le titre de Cours élémentaire d'études médicales, j'ai réuni toutes les leçons élémentaires concernant la Zoonomie, la Pathologie et la Thérapeutique, à l'usage des élèves de la première et deuxième année, et de ceux qui se disposent à parcourir la carrière des concours.

CHAPITRE IV.

Aperçu des principaux hôpitaux et hospices civils de Paris.

ARTICLE PREMIER.

Les hôpitaux et hospices civils de Paris sont dirigés par un seul et même conseil. Les membres de ce conseil président collectivement l'administration générale des uns et des autres, tandis que la surveillance particulière de ces divers établissemens est partagée entre eux, et qu'une agence d'exécution commune à tous s'occupe des détails.

§ I. HÔPITAUX.

HOTEL-DIEU,

Parvis Notre-Dame.

Service médical. MM. Asselin, Borie, Geoffroy, Husson, Petit, Piot de Montaigu, Recamier.

11..

MM. les médecins donnent gratuitement aux malades qui se présentent, pendant un mois chacun, tous les matins, des consultations à neuf heures. Ils commencent leurs visites à six heures et les finissent au moment des consultations. La visite de chaque médecin, dont le service dure trois mois, est suivie immédiatement des leçons cliniques.

Service chirurgical. MM. Pelletan père, chirurgien en chef honoraire; Dupuytren, chirurgien en chef; Marjolin, adjoint.

M. Dupuytren commence sa visite à six heures et la termine à neuf heures. Il se rend ensuite à l'amphithéâtre de clinique, où, après avoir exposé le motif pour lequel il a adopté tel ou tel traitement, et avoir dirigé l'attention des élèves sur les cas importans et particuliers, il termine par des consultations gratuites qu'il donne, et qui peuvent être d'une très grande utilité dans la pratique.

Nota. On ne reçoit pas à l'Hôtel-Dieu les enfans, les personnes affectées de maladies incurables, les fous, les femmes en couches, les vénériens et les scrophuleux.

HOPITAL DE LA CHARITÉ.

Rue des Saints-Pères.

Les malades et les blessés sont reçus comme à l'Hôtel-Dieu.

Service médical. MM. Dumangin, Fouquier, Lerminier, Chomel, médecin-adjoint.

Service chirurgical. MM. Deschamps, chirurgien en chef; Boyer, chirurgien en chef, adjoint; Roux, chirurgien en second.

Les visites, consultations et leçons cliniques se font comme à l'Hôtel-Dieu

Nota Les leçons cliniques de cet hôpital sont trop avantageusement connues des élèves, pour avoir besoin d'entrer dans des considérations particulières à ce sujet.

HOPITAL SAINT-LOUIS.

Rue des Récollets.

Service médical. MM. Alibert, médecin en chef; Lugol, Biett, Maury, médecins-adjoints.

M. Alibert, pendant l'été, donne ses leçons cliniques sur les maladies de la peau, tous les mercredis de neuf à dix heures du matin.

Les visites journalières des médecins adjoints se font de huit à neuf heures.

Service chirurgical. MM. Ruflin , chirurgien en chef honoraire; Richerand, chirurgien en chef; J. Cloquet, adjoint.

Toutes les maladies chirurgicales sont reçues dans cet hôpital. Il est sur le même pied que l'Hôtel-Dieu. Les salles de chirurgie contiennent 160 lits. Visites tous les jours ; en été, à six heures du matin ; en automne et au printemps, à sept heures; en hiver, à huit heures. Opérations tous les jours à l'heure des visites.

M. Jules Cloquet donne des consultations cliniques publiques, de dix à onze heures du matin. Pour les hommes , le lundi et mercredi ; pour les femmes, le mardi et samedi (*). L'année prochaine, il fera tous les jeudis une leçon pratique d'anatomie pathologique sur les cas relatifs surtout à la chirurgie.

(*) M. Biett est chargé des consultations pour la partie purement médicale.

Dans cet établissement, on peut étudier toutes les maladies qui sont du domaine soit de la Chirurgie, soit de la Médecine ; c'est le plus beau qu'on puisse voir dans ce genre à Paris, car le service consacré aux maladies de la peau et à l'administration des bains est aussi complet qu'on peut le désirer.

HOPITAL DE LA PITIÉ,

Rue Saint-Victor.

Cet hôpital a été considéré jusqu'ici comme une succursale de l'Hôtel-Dieu.

Service médical. MM. Bally, Serres (*).

Service chirurgical. M. Béclard (**).

(*) M. Serres dirige, en qualité de chef des travaux anatomiques des hôpitaux de Paris, les salles de dissection annexées à cet hôpital. C'est à ses soins que nous sommes redevables d'un cabinet d'Anatomie destiné aux élèves qui ne font point partie de l'École pratique, ou qui ne peuvent obtenir l'autorisation de disséquer aux pavillons de la Faculté de Médecine.

(**) Après la supression de l'École, M. Béclard

HOPITAL DES ENFANS,

Rue de Sèvres.

Cet hôpital est destiné à recevoir les enfans des deux sexes, âgés de deux à quinze ans, attaqués de maladies aiguës, chroniques et chirurgicales.

Service médical. MM. Jadelot (*), Guersent.

Service chirurgical. M. Baffos.

HOPITAL DES VÉNÉRIENS.

Service médical. MM. Bertin, Hubert.
Service chirurgical. MM. Cullerier, chi-

---

voulant être de quelqu'utilité aux élèves, fit un cours d'opérations. Nous avons tout lieu d'espérer que, d'après l'empressement avec lequel les étudians l'ont suivi, ce professeur continuera les années suivantes ses leçons de Médecine opératoire.

(*) M. Jadelot, médecin en chef, fait, chaque semestre d'été, des leçons cliniques annoncées par voie d'affiches.

Les visites et consultations ont lieu à huit heures du matin.

rurgien en chef; Cullerier neveu, adjoint ; Bard , ordinaire ; Gilbert, ordinaire.

Cet hôpital est destiné à la guérison spéciale des maladies syphilitiques. Visites tous les jours à sept heures en hiver, à six heures en été. Consultations et distributions gratuites de médicamens pour les hommes, les lundi, mercredi et samedi à hr .t heures; les mardi et vendredi, à la même heure , pour les femmes. Dans l'été, clinique trois fois la semaine.

§ II. HOSPICES.

HOSPICE DE LA SALPÉTRIÈRE ,
Boulevart de l'Hôpital,

Service médical. MM. Pinel, en chef; Esquirol, adjoint; Ferrus, suppléant: Rostan, suppléant ; Landré-Beauvais, honoraire.

Service chirurgical. M. Lallement.

Cet hospice est établi pour recevoir les femmes malheureuses, infirmes ou âgées de soixante-dix ans, et de plus; destiné aux traitemens des personnes aliénées. Visites et consultations à sept heures du matin.

Nota. M. Esquirol fait un cours d'aliénation mentale pendant le semestre d'été.

HOSPICE DES ENFANS-TROUVÉS,

Rue d'Enfer.

Service médical. M. Baron.
Service chirurgical. MM. Breschet, en chef; Auvity (Ambroise), adjoint.
Visites à sept heures du matin.

HOPITAL MILITAIRE DU VAL-DE-GRACE,

Rue du Faubourg Saint-Jacques.

Service médical. MM. Broussais, médecin en chef et professeur; Coutanceau, Damiron, Pierre, médecins honoraires.
Service chirurgical. MM. Barbier, chirurgien en chef et professeur ; Duvivier, premier chirurgien démonstrateur ; Fleury, deuxième chirurgien démonstrateur ; Devergie, troisième démonstrateur.

Cet hôpital est spécialement destiné à l'instruction des élèves surnuméraires, sous-aides, aides, etc... On ne peut assister aux visites et aux leçons qu'avec des cartes.

APPENDICE

BIBLIOGRAPHIQUE.

———

A

ALIBERT. Éloges historiques de Roussel, Spallanzani et Galvani, composés pour la Société médicale de Paris, suivi d'un Discours sur les rapports de la Médecine avec les Sciences physiques et morales. Paris, 1806, 1 vol. in-8°.

Le même. Traité des Fièvres pernicieuses, 5e édition. Paris, 1820, in-8°, fig.

Le même. Précis théorique et pratique sur les maladies de la peau, 12e édition. Paris, 1822, 2 vol. in-8°.

ANNUAIRE Médico-chirurgical des hôpitaux et hospices civils de Paris, ou Recueils de Mémoires et observations par les médecins et chirurgiens de ces établissemens.

Paris, 1820, 1 vol. in-4° de texte, et atlas de 15 planches grand in-folio.

AUDOUARD. De l'Empyème, cure radicale obtenue par l'opération, avec des observations pratiques. Paris, 1808.

Le même. Recherches sur la contagion des fièvres intermittentes. Paris, 1818.

AVENBRUGGER. Nouvelle Méthode pour reconnaître les maladies internes de la poitrine par la percussion de cette cavité; traduite du latin et augmentée par Corvisart. Paris, 1808.

B

BAGLIVI. Opera omnia Medico - pratica et Anatomica, accedunt Santorini opuscula quatuor, in-4°.

BAILLIE. Traité d'Anatomie pathologique du corps humain, traduit de l'anglais; par Guerbois. Paris, 1815.

BARTHEZ. Nouveaux Élémens de la science de l'homme, 2ᵉ édit. Paris, 1806, 2 vol. in-8°.

Le même. Consultations de Médecine, publiées par Lordat. Paris, 1820.

Le même. Mémoire sur le Traitement méthodique des fluxions, et sur les coliques iliaques qui sont essentiellement nerveuses. Montpellier, 1816.

Le même. Exposition de la Doctrine médicale de Barthez; par Lordat. Paris, 1818.

Le même. Cours théorique et pratique de Matière médicale thérapeutique sur les remèdes altérans; suivi d'un Cours de remèdes évacuans; par Seneaux. Montpellier, 1822, 2 vol. in-8° br.

Baudeloque. L'Art des accouchemens, 6ᵉ édit. Paris, 2 vol. in-8°, fig.

Le même. Principes sur l'Art des accouchemens, en faveur des sages-femmes, 5ᵉ édit. Paris, in-12, fig.

Baumé. Élémens de Pharmacie; 9ᵉ édit. revue par Bouillon-Lagrange. Paris, 1818, 2 vol. in-8°.

Baumes. Traité de la Phthisie pulmonaire, 2ᵉ édit. Paris, 1805, 2 vol. in-8°.

Le même. Traité des Convulsions dans l'enfance, 2ᵉ édit. Paris, 1805.

Le même. Traité de la première dentition. Paris, 1806.

Le même. Traité de l'Amaigrissement des enfans, 2e édit. Paris, 1806.

Le même. Traité de l'Ictère ou jaunisse des enfans, de naissance, 2e édit. Paris, 1806.

BAYLE. Recherches sur la phthisie pulmonaire, ouvrage lu à la Société de la Faculté de Médecine de Paris ; dans diverses séances en 1809 et 1810.

Le même. Aphorismes de Chirurgie, commentées par Van-Swiéten, nouvelle traduction, avec des notes, par Louis. Paris, 1768, 7 vol. in-12.

BORDEU (Œuvres complètes de). Publiées par M. le professeur Richerand. Paris, 1818, 2 vol. in-8°.

BOUILLON-LAGRANGE. Essai sur les eaux minérales, naturelles et artificielles. Paris, 1811, in-8°.

BOUTEILLE. Traité de la Chorée, ou danse de Saint-Guy. Paris, 1810.

BOYER. Traité des Maladies chirurgicales et des opérations qui leur conviennent, 3e édit. Paris, 1822.

BEGIN. Principes généraux de Physiologie pathologique, coordonnés d'après la doctrine de M. Broussais. Paris, 1821.

BERGERON. Manuel pratique de Vaccine. Paris, 1821, in-8°.

BRISSEAU-MIRBEL. Histoire naturelle des plantes, avec un Traité d'Anatomie et de Physiologie végétales, servant d'introduction à l'Histoire des Plantes. Paris, 1800, 2 vol. in-8°.

BERTIN. Traité de la Maladie vénérienne chez les nouveaux-nés, les femmes enceintes et les nourrices. Paris, 1810, in-8°.

BEULLAC. Essai sur l'Anatomie chirurgicale en général, et sur celle des régions de l'épaule et du pli du bras en particulier. Paris, 1819.

BOERHAAVE. Méthodus studii Medici, cum indice auctorum. Cornel. Perebooniis, edente Haller. Lugd. Batav., 1751, 1759, 2 vol. in-4°.

Le même. De cognoscendis et curandis morbis Aphorismi unà cum ejusdem de Materia medica, et remediorum formulis libello ad singulos aphorismos digesto. Accedit ejusdem authoris Tractatus de Lue Venerea. Lovanii, 1796, petit in-8°.

Le même. Institutiones medicæ, in-12.

Brodie. Traité des Maladies des articulations, traduit de l'anglais, par Léon Marchand. Paris, 1819.

Broussais. Recherches sur la Fièvre hectique. Paris, an 11.

Le même. Examen des doctrines médicales et des systèmes de Nosologie. Paris, 1821, 2 vol.

Le même. Histoire des Phlegmasies chroniques, 3ᵉ édit., revue et augmentée de notes. Paris, 1822, 3 vol. in-8° br.

Brown. Élémens de Médecine, traduits de l'original latin, avec des additions et des notes de l'auteur, d'après la traduction anglaise, et avec la table de Lynch, par Fouquier, professeur de l'École de Médecine de Paris. Paris, 1805.

C

Cabanis. Du Degré de certitude en médecine, 3ᵉ édit. Paris, 1819.

Le même. Rapport du physique et du moral de l'homme, 4ᵉ édit., revue et augmentée de notes, par E. Pariset.

Le même. Coup d'œil sur la Révolution

et sur la réforme de la Médecine. Paris ; 1804.

Le même. Observations sur les Affections catarrhales en général, 2ᵉ édition. Paris, 1813.

CALLISEN. Systema Chirurgiæ Hodiernæ. Editio nova auctior et emendatior. Hafniæ, 1817, 2 vol.

CAMPER (Œuvres de), qui ont pour objet l'Histoire naturelle, la Physiologie et l'Anatomie comparée. Paris, 1803, 3 vol.

CAPURON. Aphrodisiographie, ou Tableau de la Maladie vénérienne, dans lequel on expose ses causes et ses symptômes, avec les méthodes les plus faciles et les plus sûres de la traiter sans compromettre la santé des individus. Paris, 1807.

Le même. La Médecine légale relative à l'Art des Accouchemens. Paris, 1820.

CELSI de Medecina libri octo, ex recensione et cum notis Leonardi Targee. Argentorati, 1806, 2 vol.

CHAUSSIER. Exposition sommaire de la Structure et des différentes parties de l'encéphale ou cerveau. Paris, 1817, in-8°, fig.

Le même. Consultations médico-légales

sur une accusation d'empoisonnement par le sublimé corrosif, etc. Paris, 1807.

Chomel. Élémens de Pathologie générale. Paris, 1817. in-8°.

Le même, Des Fièvres et des Maladies pestilentielles. Paris, 1821.

Chopart. Traité des Maladies des voies urinaires, nouvelle édition. Paris, 1821, 1 vol. in-8°.

Cloquet (Hipp.). Osphrésiologie, ou Traité des odeurs, des sens et des organes de l'olfaction. Paris, 1821, in-8°.

Le même. Faune des médecins, ou Histoire des animaux et de leurs produits, etc.; cet ouvrage doit avoir 30 livraisons in-8°; les livraisons 1 à 10 sont en vente; il en paraît une le premier de chaque mois.

Cloquet (Jules) Recherches anatomiques sur les hernies de l'abdomen. Paris, 1817, 1819, in-4°, fig.

Le même. De l'Influence des efforts sur les organes renfermés dans la cavité thorachique. Paris, 1820, in-8°.

Le même. Anatomie de l'homme, ou Description et figures lithographiées de toutes les parties du corps humain. Paris, 1821 et années suivantes. Cet ouvrage doit avoir 36 livraisons in-folio; 17 livraisons sont en vente.

Le même. Mémoires sur les fractures, par contre-coup, de la mâchoire supérieure. Paris, 1820, in-8°.

COOPER (Astley). Œuvres chirurgicales, traduit de l'anglais par G. Bertrand. Paris, 1822, 2 vol. in-8°, fig.

CORVISART. Essai sur les Maladies et les lésions organiques du cœur et des gros vaisseaux, troisième édition. Paris, 1818.

COUTANCEAU. Révision des Nouvelles doctrines chimico-philosophiques. Paris, 1814.

CRUIKSHANK. Anatomie des vaisseaux absorbans, traduit de l'anglais, par Petit-Radel. Paris, 1787, in-8°, fig.

CRUVEILHIER. Médecine pratique éclairée par l'Anatomie et la Physiologie pathologique; premier cahier. Paris, 1822, in-8°.

CULLEN. Élémens de Médecine pratique, traduit de l'anglais, par Bosquillon, nouvelle édition, publiée par A. J. de Lens. Paris, 1819, 3 vol.

D

DARWIN. Zoonomie, ou Lois de la Vie organique, trad. de l'anglais sur la troisième édition, par Kluyskens. Gand, 1811, 4 vol. in-8°, fig.

DECANDOLLE. Théorie élémentaire de la Botanique, etc. Paris, 1819.

Le même Essai sur les propriétés médicales des plantes, deuxième édition. Paris, 1819.

DELAFONTAINE. Traité de la Plique polonaise, suivi d'observations sur cette maladie; trad. de l'allemand par Jourdan. Paris, 1808, in-8°, fig.

DELEUSE. Histoire critique du Magnétisme animal, deuxième édition. Paris, 1819.

DELPECH. Maladies réputées chirurgicales. Paris, 1816, 3 vol.

DEMOURS. Précis théorique et pratique des Maladies des yeux. Paris, 1821, in-8°.

DENEUX. Recherches sur la Hernie de l'ovaire. Paris, 1813.

DESAULT. OEuvres chirurgicales, nouvelle édition. Paris, 1813, 2 vol.

Le méme. Cours théorique et pratique de clinique , extrait de ses Leçons publiées par Cassius. Paris, an XII, 2 vol. in-8°.

DESBORDEAUX. Nouvelle Orthopédie, ou Précis sur la difformité qu'on peut prévenir ou corriger dans les enfans. Paris, 1805.

DESCHAMPS. Traité complet de la Taille. Paris, 4 vol. in-8°.

DESFONTAINES. Tableau de l'École de Botanique du Muséum d'Histoire naturelle. Paris, 1815, deuxième édition, in-8°.

DES GENETTES. Éloge de M. Hallé, prononcé le 18 novembre 1822 devant la Faculté de Médecine de Paris.

Le méme. Histoire médicale de l'armée d'Orient. Paris, 1802, in-8°.

Le méme (Éloges des Académiciens de Montpellier, recueillis, abrégés et publiés), pour servir à l'histoire des sciences dans le dix-huitième siècle. Paris, 1811, in-8°.

DESRUELLES. Traité théorique et pratique du Croup. Paris, 1822, in-8°.

DOUBLE. Séméiologie générale, ou Traité des signes et de leur valeur dans les maladies. Paris, 1811 à 1822, 3 vol. in-8°.

Le même. Traité du Croup. Paris, 1811.

Ducamp. Traité des rétentions d'urine, causées par le rétrécissement de l'urètre, etc. Paris, 1822, in-8°.

Duval. Des Accidens de l'extraction des Dents. Paris, 1802, in-8°.

Le même. Le Dentiste de la Jeunesse. Paris, 1817, in-8°.

Duval. De l'Arrangement des secondes Dents. Paris, 1820, in-8°.

F

Falret. De l'hypocondrie et du suicide, 1 vol. in 8°. Paris, 1822.

Flore française, ou Descriptions succinctes de toutes les plantes qui croissent naturellement en France ; par MM. Delamarck et Decandolle ; troisième édition. Paris, 1805, 6 vol. gros in-8°, fig.

Foderé. Traité du Goître et du Crétinisme, précédé d'un Discours sur l'Influence de l'air humide sur l'entendemen humain. Paris, an VIII, in-8°.

Le même. Recherches expérimentales faites à l'Hôpital civil et militaire de Martigues, sur la nature des fièvres à périodes, et sur la valeur de différens remèdes substitués au quinquina, etc. Marseille, 1810, in-8°.

Le même. Traité du Délire appliqué à la Médecine, à la morale et à la législation, etc. Paris, 1817, 2 vol. in-8°.

Fouquet. Essai sur le pouls, nouvelle édition. Montpellier, 1818, in-8°, fig.

Le même. Essai sur les vésicatoires, nouvelle édition. Montpellier, 1818, in-8°, fig.

Fourcroy. Entomologia Parisiensis, sive Catalogus Insectorum quæ in agro Parisiensi reperiuntur, etc. Parisiis, 1785, 2 vol. petit in-12.

Le même. L'Art de connaître et d'employer les médicamens dans les maladies qui attaquent le corps humain. Paris, 1785, 2 vol. in-12.

Le même. La Médecine éclairée par les Sciences physiques, ou Journal des découvertes relatives aux différentes parties de l'art de guérir. Paris, 1791 à 1792, 4 vol. in-8°.

Le même. Philosophie chimique, troisième édition. Paris, 1806, gros in-8°.

Le même. Système des Connaissances

chimiques et de leurs applications aux phénomènes de la nature et de l'art. Paris, an ix, 11 vol. in-8°.

Le même. Tableaux synoptiques de Chimie, deuxième édition. Paris, 1806, in-fol. tirés des deux côtés.

Frank (J.-P.) De Curandis hominum Morbis Epitome prælectionibus Academicis dicata. Mannheimii, 1792 à 1821, 6 tom. en 9 gros vol.

Le même. De Curandis hominum Morbis Epitome. Mannheimii, 1792 et 1811, 6 vol. in-8°.

Frank (Joseph). Acta instituti Clinici Cæsareæ universitatis Vilnensis. Annus primus, secundus, tertius, quartus, quintus et sextus. Lipsiæ, 1808 et 1812, in-8°.

Le même. Traité de Médecine-pratique, traduit du latin par J. M. Goudareau. Paris, 1820, 5 vol. in-8°.

Freind. Opera omnia medica. Parisiis, 1735, in-4°.

Fréteau. Considérations pratiques sur le traitement de la gonorrhée virulente, et sur celui de la vérole. Paris, 1813, in-8°.

Le même. Traité des émissions sanguines

dans l'art de guérir. Paris , 1816, in-8°.

G

Gall. Sur les fonctions du cerveau et sur chacune de ses parties, etc., 5 vol. in-8° (l'ouvrage en aura 6).

Le même. (Exposition de la Doctrine de) sur le Cerveau et le Crâne, par Bischoff; traduit de l'allemand sur la 2e édition , par Barbeguières. Berlin , 1806 , in-8° figures.

Le même (Physiologie intellectuelle , ou Développement du Système de) , par Demangeon. Paris, 1808, in-8° fig.

Gall et Spurzheim. Recherches sur le système nerveux en général et sur celui du Cerveau en particulier. Paris, 1809, in-4° fig.

Gay-Lussac et Thenard. Recherches physico-chimiques. Paris, 1811, 2 vol. in-8° fig.

Gendrin. Recherches sur la nature et les causes prochaines des fièvres, 2 vol. in-8°. Paris, 1823.

Geoffroy - Saint - Hilaire. Philosophie

anatomique des organes respiratoires, etc.,
Paris, 1818, in-8° et Atlas in-4°.

Le même. Philosophie anatomique des
monstruosités humaines. Paris, 1822, in-8°.

GEORGET. De la Folie. Paris , 1820.

Le même. De la Physiologie du système
nerveux. Paris, 1822, 2 vol. in-8°.

GERDY. Recherches, discussions et pro-
positions d'anatomie, de physiologie, sur
la langue, le cœur et l'anatomie des régions, sur la prononciation et la circulation, sur les rapports naturels des maladies, etc. Paris, 1823, in-4° fig.

GILBERT. Monographie du Pemphigus,
ou Traité de la maladie vésiculaire. Paris,
in-8°.

GIRARDI (Michaelis). Prolusio de origine
nervi intercostalis, edente Desgenettes.
Parisiis, 1792, gr. in-8°.

GRIMAUD. Cours de Fièvres, 2e édition.
Montpellier, 1815, 4 vol. in-8°.

Le même. Cours complet de Physiologie.
Paris, 1818, 2 vol.

GUILLIÉ. Nouvelles recherches sur la ca-
taracte et sur la goutte sereine. Paris, 1818,
in-8°.

Guyton-Morveau. Traité des moyens de désinfecter l'air, de prévenir la contagion et d'en arrêter les progrès, 3ᵉ édit. Paris, 1805, in-8°.

H

Haller. Artis Medicæ principes, Hippocrates, Aretæus, Alexander, Aurelianus, Celsus, Rhazes. Lausannæ, 11 vol. in-8°.

Le même. Elementa Physiologiæ corporis humani. Lausannæ, 1757 à 1766, 8 vol. in-4° fig.

Le même. Primæ Lineæ physiologiæ in usum prælectionum Academicarum ad tertiam editionem Gottingensem. Lovanii, 1781, in-8°.

Haüy. Tableau comparatif des résultats de la Cristallographie et de l'Analyse chimique, relativement à la classification des minéraux. Paris, 1809, in-8° fig.

Le même. Traité élémentaire de Physique, 3ᵉ édition. Paris, 1821, 2 vol. in-8° fig.

Le même. Traité de Minéralogie, 2ᵉ édition. Paris, 1822, 4 vol. in-8°, avec atlas.

HERNANDEZ. Essai sur le Typhus, etc.

HIPPOCRATE. Aphorismes, latin-français ; traduits par Pariset ; 2ᵉ édition. Paris, 1816, in-32.

Le même. Pronostics et Prorrhétiques, latin-français ; traduction nouvelle, par Pariset. Paris, 1817, 2 vol. in-32.

Le même. Des airs, des eaux et des lieux, latin-français ; trad. nouvelle, par E.-L. Geoffroy. Paris, 1822, in-32.

HODGSON. Sur les maladies des artères et des veines, traduit de l'anglais et augmenté d'un grand nombre de notes par M. G. Breschet.

HOFFMANN. Opéra omnia medico-physica, cum supplementis. Genevæ, 1740 à 1753, 12 part. en 6 ou en 7 vol. in-fol.

HUFELAND. Observations sur les fièvres nerveuses, traduites de l'allemand et augmentées de notes, par Vaidy.

I

IMBERT-DELONNES. Nouvelles considérations sur le cautère actuel. Paris ; 1812, in-8° fig.

ITARD. De l'éducation d'un homme sauvage, ou des premiers développemens physiques et moraux du jeune sauvage de l'Aveyron. Paris, 1801, in-8°.

Le même. Rapport fait à S. Exc. le ministre de l'intérieur sur les nouveaux développemens et l'état actuel du sauvage de l'Aveyron. Paris, 1807.

Le même. Traité des maladies de l'oreille et de l'audition. Paris, 1821, 2 vol.

J

JONES. Analyse des Eaux minérales de Spa.

JOURDAN. Code pharmaceutique, ou Pharmacopée française. Paris, 1820, in-8°.

JURINE. De l'Angine de poitrine. Paris, 1815.

K

KERATRY. Inductions morales et physiologiques. Paris, 1818, deuxième édition, 1 vol. in-8°.

Kergaradec. Mémoire sur l'Auscultation appliquée à l'étude de la grossesse. 1822, in-8°.

L

Laennec. De l'Auscultation médiate, ou traité du Diagnostic des maladies des poumons et du cœur. Paris, 1819, 2 vol. in-8°.

Lagneau. Exposé des symptômes de la maladie vénérienne, des diverses méthodes de traitement qui lui sont applicables, et des modifications qu'on doit leur faire subir selon l'âge, le sexe, le tempérament du sujet, les climats, les saisons et les maladies concomitantes, 5ᵉ édition. Paris, 1818, in-8°.

Lallemand. Recherches anatomico-pathologiques, sur l'encéphale et ses dépendances, lettres 1, 2, 3 et 4. Paris, 1820, 1823, in-8°.

Lalouette. Essai sur la rage, dans lequel on indique un traitement méthodique et raisonné pour la guérir, etc.

Lamarck. Histoire naturelle des animaux sans vertèbres, ou tableau général des clas-

ses, des ordres, des genres de ces animaux, etc. Paris, 1815 — 1816, 6 vol.

Le même. Extrait du cours de zoologie
du muséum d'histoire naturelle sur les animaux sans vertèbres. Paris, 1812, in-8°.

Le même. Philosophie zoologique, etc.
Paris, 1809, 2 vol. in-8°.

LANDRÉ-BEAUVAIS. Séméiotique, ou Traité
des signes des maladies, 3ᵉ édition. Paris,
1818, in-8°.

LARREY. Mémoire sur les amputations
des membres à la suite des coups de feu,
étayé de plusieurs observations. Paris, 1797,
in-8°.

Le même. Mémoires de Chirurgie militaire. Paris, 1812 — 1817, 4 vol. in-8° fig.

Le même. Recueil de Mémoires de chirurgie. Paris, 1821, in-8° fig.

LAUTH (Thomas). Histoire de l'Anatomie. Strasbourg, 1816, tome 1ᵉʳ, in-4°.

LAVOISIER. Traité élémentaire de Chimie,
d'après les découvertes modernes, avec les
Opuscules physiques et chimiques; 3ᵉ édit.
corrigée et augmentée. Paris, 1801, 3 vol.
in-8° fig.

LAWRENCE. Traité des Hernies, traduit

de l'anglais, par MM. Béclard et Jules Cloquet.

LEGALLOIS. Expériences sur le principe de la vie, notamment sur celui des mouvemens du cœur, etc. Paris, 1812, in-8°, fig.

LEMAIRÉ. Traité sur les dents. Paris, 1822, in-8°.

LEPELLETIER. Traité de la maladie scrophuleuse et des différentes variétés qu'elle peut offrir. Paris, 1818, in-8°.

LEROY (Alphonse). Leçons sur les pertes de sang pendant la grossesse, lors et à la suite de l'accouchement, etc. Paris, an 9, in-8°.

Le même. Médecine maternelle, ou l'Art d'élever et de conserver les enfans. Paris, 1803, in-8°.

Le même. De la conservation des femmes. Paris, 1811, in-8°.

LIEUTAUD. Historia anatomico-medica, sistens numerosissima cadaverum humanorum extispicia. Parisiis, 1767, 2 vol. in-4°.

LINNÉ. Systema plantarum secundum classes, ordines, genera, species, cum characteribus, differentiis, nominibus tri-

(153)

vialibus, synonymis, selectis, et locis na-
talibus ; editio novissima novis plantis
ac emendationibus ab ipso auctore spar-
cim evulgatis adaucta, curante Richard.
Francofurti ad Mœnum, 1779 à 1780,
4 vol. in-8°.

LISFRANC-DE-SAINT-MARTIN. Nouvelle
méthode opératoire pour l'amputation par-
tielle du pied. Paris, 1805, in-8, fig.

LOBSTEIN. Essai sur la nutrition du fœtus.
Strasbourg, 1802, in-4°, fig.

LONDE. Gymnastique médicale, ou l'Exercice appliqué aux organes de l'homme,
d'après la loi de la Physiologie, de l'Hygiène et de la Thérapeutique. Paris, 1821,
in-8°.

LORDAT. Conseils sur la manière d'étudier la Physiologie de l'homme. Montpellier, 1813, in-8°.

Le même. Exposition de la doctrine médicale de Barthez. Paris, 1818, in-8°.

LOUYER-VILLERMAY. Recherches historiques et médicales sur l'Hypocondrie, iso-
lée, par l'observation et l'analyse, de l'Hys-
térie et de la Mélancolie. Paris, 1816, 2 vol.
in-8°.

M

Magendie. Précis élémentaire de Physiologie. Paris, 1816 et 1817, 2 vol. in-8°.

Le même. Recherches physiologiques et médicales sur les causes, les symptômes et le traitement de la gravelle. Paris, 1818, in-8°.

Le même. Recherches sur l'emploi de l'acide prussique. Paris, 1819, in-8°.

Le même. Formulaire pour la préparation et l'emploi de plusieurs nouveaux médicamens, etc., deuxième édition. Paris, 1822, in-12.

Maréchal. Observations cliniques, suivies de quelques réflexions générales sur les affections cancéreuses. Montpellier, 1821, in-4°.

Maury. Manuel du dentiste pour l'application des dents artificielles incorruptibles, etc. Paris, 1822, in-8°.

Mége. Description d'une fièvre intermittente; épidémique, etc. Paris, 1822, in-8°.

Mémoires de la Société royale de Médecine. Paris, 1776 à 1789, 10 vol. in-4°, fig.

Mémoires et Prix de l'Académie royale

de Chirurgie, nouvelle édition, entièrement conforme à l'édition originale; 10 vol.

Mirbel. Élémens de Physiologie végétale et de Botanique. Paris, 1815, 3 vol in-8°, fig.

Le même. Exposition de la Théorie de l'organisation végétale. Paris, 1809, in-8°, fig.

Morgagni. Recherches anatomiques sur le siége et les causes des maladies, précédées d'une notice sur la vie et les ouvrages de l'auteur, par Tissot, traduit du latin sur les éditions de Padoue et d'Yverdun, par MM. Desormeaux et Destouet. Cette traduction aura de 9 à 10 vol. in-8°. Les tomes 1 et 7 sont en vente.

Murat, la Glande parotide considérée sous ses rapports anatomiques.

N

Nysten. Recherches de Physiologie et de Chimie pathologiques, pour faire suite à celle de Bichat sur la vie et la mort. Paris, 1811, in-8°.

O

Olivier. Traité de la moelle épinière et de ses maladies. Paris, 1823, in-8°.

Orfila Secours à donner aux personnes empoisonnées ou asphyxiées, deuxième édition. Paris, 1821, in-12.

P

Parent-Duchatelet et Martinet. Recherches sur l'inflammation de l'arachnoïde cérébrale et spinale. Paris, 1821, in-8°.

Pariset et Mazet. Observations sur la fièvre jaune, faites à Cadix en 1819. Paris, 1821, in-4°, fig.

Parmentier et Deyeux. Précis d'expériences et observations sur les différentes espèces de lait, considérées dans leurs rapports avec la Chimie, la Médecine et l'Économie.

Patissier. Manuel des eaux minérales de France : à l'usage des médecins et des personnes à qui elles sont nécessaires. Paris, 1818, in-8°.

Le même. Traité des maladies des artisans et de celles qui résultent des diverses professions, d'après Ramazzini. Paris, 1823, in-8º.

Payen et Chevallier. Traité élémentaire des réactifs, leurs préparations, leurs emplois spéciaux et leurs applications à l'analyse. Paris, 1822, in-8º, fig.

Pelletan. Clinique chirurgicale, ou Mémoires et observations de Chirurgie clinique. Paris, 1810, 3 vol. in-8º, fig.

Percy. Manuel du chirurgien d'armée. Paris, 1792, in-12, fig.

Le même. Pyrotechnie chirurgicale-pratique, ou l'Art d'appliquer le feu en chirurgie, in-12.

Petit et Serres. Traité de la fièvre entéro-mésentérique, etc. Paris 1813, in-8", fig. col.

Petit-Radel. Cours de maladies siphilitiques, etc. Paris, 1812, 2 vol. in-8º.

Le même. Essai sur le lait. Paris, 1786, in-8º.

Le même. Institutions de Médecine. Paris, an 9, 2 vol. in-8º.

PINEL. Médecine clinique rendue plus précise et plus exacte par l'application de l'analyse, ou Recueil et résultat d'observations sur les maladies aiguës, faites à la Salpétrière; troisième édition.

PORTAL. Observations sur la nature et le traitement des maladies du foie..

Le même. Cours d'Anatomie ou Élémens de l'anatomie de l'homme, avec des remarques physiologiques et pathologiques, et le résultat de l'observation sur le siége et la nature des maladies, d'après l'ouverture des corps. Paris, 1804, 5 vol. in-8°.

Le même. Histoire de l'Anatomie et de la Chirurgie, etc. 7 vol.

PHYSIOLOGIE de l'homme, par N. P. Adelon, en 4 vol. in-8°. Paris, 1823. Les deux premiers volumes seulement ont paru.

PUJOL. Œuvres diverses de médecine pratique avec des additions, par M. F. G. Boisseau. Paris, 1822, 4 vol. in-8°.

Q

QUESNAY. Essai physique sur l'Economie animale. Paris, 3 vol. in-12.

(159)

Le même. Traité de la Suppuration. Paris, 1770, in-12.

Le même. Traité de la Gangrène. Paris, 1749, in-12.

R

RAPPORT sur l'origine, les progrès, la propagation par voie de contagion, et la cessation de la fièvre jaune qui a régné en 1821 à Barcelone, etc., traduit de l'espagnol, par Rayer. Paris, 1822. in-8°

RASORI. Histoire de la fièvre pétéchiale de Gênes, pendant les années 1799 et 1800, et quelques idées sur l'origine de cette fièvre, troisième édition, traduite de l'italien, avec des notes, par Fontaneilles. Paris, 1822, in-8° br.

RATIER. Essai sur l'Éducation physique des enfans. Paris, 1821, in-8°.

RAYMOND. Traité de maladies qu'il est dangereux de guérir, nouvelle édition, augmentée de notes, par Giraudy. Paris, 1816, in-8° br.

RENAULDIN. Traité du diagnostic médical, traduit de l'allemand, de Dressig. Paris, 1804, in-8° br.

Rᴵᴄʜᴀʀᴅ. Formulaire de poche, ou Re-cueil des formules les plus usitées dans la pratique de la Médecine, etc., nouvelle édition. Paris, 1821, in-32.

Rᴵᴄʜᴇʀᴀɴᴅ. Des erreurs populaires rela-tives à la Médecine, deuxième édition. Paris, 1812, in-8°.

Le même. Histoire d'une résection des côtes et de la plèvre. Paris, 1818, in-8°.

Rᴏᴄʜᴇ. Réfutation des objections faites à la nouvelle doctrine des fièvres, ou de la non existence des fièvres essentielles. Paris, 1821, in-8°.

Rᴏᴄʜᴏᴜx. Recherches sur l'apoplexie. Paris, 1814, in-8°.

Le même. Recherches sur la fièvre jaune. Paris, 1822, ie-8°.

Rᴏᴇᴅᴇʀᴇʀ et Wᴀɢʟᴇʀ. Traité de la ma-ladie muqueuse, mis au jour par Wrisberg, traduit du latin, par Leprieur. Paris, 1806, in-8°.

Rᴏʟᴀɴᴅᴏ. Inductions physiologiques et pathologiques sur les différentes espèces d'excitabilité et d'excitement, etc., traduit de l'anglais, par Jourdan et Boisseau. Paris, 1822, in-8°.

Rostan. Recherches sur une maladie encore peu connue, qui a reçu le nom de ramollissement du cerveau. Paris, 1823, deuxième édition, in-8°.

Roussel. Système physique et moral de la femme, suivi du système physique et moral de l'homme, et d'un fragment sur la sensibilité, etc., par Alibert, sixième édition. Paris, 1820, in-8°, fig.

Roux (Ph.-Jos.). Mélanges de Chirurgie et de Physiologie. Paris, 1809, in-8°.

Le même. Mémoires et observations sur la réunion immédiate de la plaie après l'amputation. Paris, 1814, in-8°.

Le même. Relation d'un voyage fait à Londres en 1814, ou parallèle de la Chirurgie anglaise avec la Chirurgie française, etc. Paris, 1815, in-8°.

Rouzet. Recherches et observations sur le cancer. Paris, 1818, in-8°.

S

Sanson. Des moyens de parvenir à la vessie par le rectum, suivis d'un Mémoire sur la méthode d'extraire la pierre de la vessie urinaire, etc. Paris, 1821, in-8°, fig.

Scarpa. Mémoires de Physiologie et de Chirurgie pratique. Paris, 1804, in-8°, fig.

Le même. Réflexions et observations anatomico-chirurgicales sur l'anévrisme, traduit de l'italien, par Delpech. Paris, 1809, in-8° br. et atlas in-folio.

Le même. Addition au traité de l'anévrisme, traduit de l'italien, par Olivier. Paris, 1821, in-8°.

Le même. Traité pratique des hernies, traduit de l'italien par M. Cayol, avec une note de M. Laennec, sur une nouvelle espèce de hernie, et un mémoire du traducteur, sur une terminaison de la hernie avec gangrène; suivi d'un supplément de Scarpa, et d'un Mémoire de cet auteur sur la hernie du périnée, traduit par C. Olivier, avec une observation de M. Béclard, sur deux hernies d'épiploceles-diaphragmatiques. Un gros vol. in-8° avec 34 pl. in-folio.

Le même. Traité des maladies des yeux, traduit de l'italien sur la cinquième et dernière édition, et augmenté de notes et de planches, par Bousquet et Bellanger. Paris 1821, 2 vol. in-8°, fig.

Schwilgué. Traité de matière médicale, troisième édition, revue, corrigée et augmentée de notes par Nysten. Paris, 1818, 2 vol. in-8°.

Scudamore. Traité sur la nature et le traitement de la goutte et du rhumatisme, traduit de l'anglais sur la dernière édition, augmenté d'un long Mémoire sur l'emploi des bains de vapeurs dans les maladies goutteuses et rhumatismales, avec des planches représentant tous les appareils de l'hôpital Saint-Louis, etc. Paris, 1823, 2 vol. in-8°.

Selle. Liber de curandis hominum morbis, edente Sprengel. Berolini, 1798, gr. in-8°.

Le même. Rudimenta pyretologiæ methodicæ, editio tertia. Berolini, 1789, in-8°.

Sénac. Traité de la structure du cœur, deuxième édition. Paris, 1777, 2 vol. in-4° fig.

Le même. Traité des maladies du cœur, 2 vol. in-12.

Séné. De l'Habitude, essai physiologique. Paris, 1812, in-4°.

Soemmerring. De corporis humani fa-

brica. Francofurti, 1794 à 1801, 6 vol.
in-8°.

Le méme. Traité des maladies des Yeux,
avec des planches coloriées; suivi de la
description de l'Œil humain; traduit du
latin par Demours.

Le méme. Description figurée de l'Œil
humain, avec 26 pl.; traduite du latin par
Demours.

Spallanzani. Œuvres complètes, conte-
nant ses Opuscules de physique animale
et végétale, son Traité de la digestion, ses
Expériences sur la génération des animaux
et des plantes; traduit de l'italien. Paris,
1787, 3 vol. in-8° fig.

Sprengel. Institutiones Medicæ. Medio-
lani, 1816, 11 vol. in-8°.

Le méme. Histoire de la Médecine depuis son origine jusqu'au 19ᵉ siècle; traduit par Jourdan. Paris, 1815 et 1820,
6 vol. in-8°.

Stoll. Ratio medendi. Parisiis, 1787,
trois parties en 1 vol. in-8°.

Le méme. Aphorismes et Médecine pratique, trad. nouvelle, à laquelle on a joint
une Dissertation du même auteur sur la

matière médicale ; l'Éloge de Stoll par
Vicq-d'Azyr ; une Table analytique des
matières (avec des Notes par MM. Pinel,
Mahon, Baudelocque, etc.); par P. A. O.
Mahon, deuxième édition. Paris, 1809,
3 vol. in-8°.

Sue (aîné). Histoire du Galvanisme, et
Analyse des différens ouvrages publiés sur
cette découverte, depuis son origine jusqu'à ce jour. Paris, 4 vol. in-8°.

Sue (J.-J.). Recherches physiologiques
et Expériences sur la Vitalité et le Galvanisme, troisième édition de son opinion sur
le supplice de la Guillotine, ou sur la dou-
leur qui survit à la décollation ; ornées de
4 pl. en taille-douce. Paris, an 11 (1803),
in-8°.

Swediaur. Traité des maladies véné-
riennes, septième édition. Paris, 1817.
2 vol. in-8°.

Sydenham. Médecine pratique, traduite
par Jault, nouvelle édition, augmentée de
notes par M. Baumes. Montpellier, 1817,
2 vol. in-8°.

T

Tacheron. Recherches anatomico-pathologiques sur la médecine pratique, ou Recueil d'Observations sur les maladies aiguës et chroniques, faites à l'hospice clinique interne de la faculté de médecine de Paris, et dans les autres hôpitaux, sous les yeux de MM. les professeurs Corvisart, Leroux, Boyer, Fourquier, Petit, Récamier et autres médecins recommandables, 3 vol. in-8°. Paris, 1823.

Tartra. Traité de l'empoisonnement par l'acide nitrique, in-8°.

Tenon. Mémoire sur les hôpitaux de Paris. Paris, 1788, in-4°.

Taxil. Règles générales sur la ligature des artères. Paris, 1822, in-4° fig.

Thénard. Traité de Chimie élémentaire, théorique et pratique, troisième édition. Paris, 1821, 4 vol. in-8°.

Tissot. Dissertatio de Febribus biliosis, seu Historia Epidemiæ biliosæ Lausannensis, etc., in-8°.

Le même. Traité des Nerfs et de leur maladies. Paris, 1778, 6 vol. in-12.

V

VALENTIN. Traité de la Fièvre jaune d'Amérique, in-8°.

VAN-SWIETEN. Commentaria in Hermanni Boerhaave aphorismos. Parisiis, 1769, 5 vol. in-4° rel.

VASSAL. Mémoire sur la transmission du Virus vénérien de la mère à l'enfant. Paris, 1807, in-8°.

VICQ-D'AZIR. (Œuvres de) recueillies et publiées par Moreau. Paris, 1815, 6 vol. in-8° et atlas.

VILLERMÉ. Des Prisons telles qu'elles sont et telles qu'elles devraient être. Paris. 1820, in-8°.

VIREY. Traité de Pharmacie théorique et pratique; troisième édition, Paris, 1823, 2 vol. in-8°.

W

WEIDMANN. Traité de la Nécrose, traduit du latin par Jourdan. Paris, 1818, in 8°.

VILLAUME. Notice physique, médicale

et historique sur le climat, le sol et les productions de l'Espagne.

Z

Zimmermann. Traité de la Dyssenterie, traduit de l'allemand, nouvelle édition. Paris, 1787, in-12.

Le même. Traité de l'expérience en général et en particulier dans l'art de guérir, traduit de l'allemand ; nouvelle édition, augmentée de la vie de l'auteur, par Tissot. Paris, 1817, 2 vol in-8°.

Le même. La Solitude considérée relativement à l'esprit et au cœur, traduit de l'allemand par Mercier. Paris, 1817, 2 vol. in-12.

DICTIONNAIRES.

Les Dictionnaires de médecine n'étaient que des vocabulaires il y a quinze ans. Quelques articles remarquables, insérés dans l'Encyclopédie, formaient le complément des traités particuliers de Médecine. Hallé plaçait dans cet immense réservoir les

premiers documens de l'ouvrage qu'il s'était
proposé de publier sur l'Hygiène. Quelques professeurs distingués de l'ancienne
Faculté de Médecine se contentaient de
donner de nouvelles éditions des ouvrages
qui avaient fait leur gloire, et la science ne
se soutenait plus que par la force irrésistible de l'impulsion première qui lui avait
été communiquée, lorsque quelques médecins instruits conçurent le projet de faire
paraître leurs travaux, et choisirent pour
les publier le Dictionnaire des Sciences
Médicales.

Cette Encyclopédie moderne, pour la
partie Médecine seulement, fut rédigée
dès le principe, par quelques professeurs
de l'École et les médecins des hôpitaux et
hospices civils de Paris. Annoncée comme
ne devant être composée que de 12 volumes, ensuite de 24, etc., sous les auspices d'une commission prise parmi les
collaborateurs chargés de revoir les articles, elle ne tarda pas de prendre une
nouvelle direction et continua, malgré l'in-
dolence de quelques collaborateurs, de paraître avec plus d'exactitude et de devenir

tout aussi instructive par les nombreuses recherches qui y furent insérées. L'éditeur principal, en trouvant le moyen d'accroître sa fortune, contribua en partie à étendre la réputation de ses collaborateurs sans nuire aux progrès de la science.

L'ouvrage cessa alors d'être élémentaire et ne fut plus à la portée des élèves en faveur desquels il avait été composé. Les souscripteurs finirent par s'habituer à ce nouveau genre de charlatanisme de la part de leur libraire, et s'en consolèrent en lisant un plus grand nombre d'articles.

L'idée première qui avait donné lieu à la publication de ce Dictionnaire n'ayant pas été entièrement exécutée, d'autres médecins, également professeurs de l'École et médecins des hôpitaux, s'assemblèrent en comité d'administration et annoncèrent un nouveau Dictionnaire de Médecine, en 18 volumes, après avoir fixé le nombre de leurs articles et déterminé toute l'étendue qu'ils devaient avoir. Ces nouveaux collaborateurs, bien dignes de mériter notre confiance, viennent de la justifier en publiant le neuvième volume de cette nouvelle entreprise. Poursuivie avec un zèle infatigable, nous pouvons répondre d'avance du succès de l'ouvrage en nous retraçant un instant la liste des savans collaborateurs qui y travaillent. Tous les articles qui ont paru jusqu'à ce jour ne portent point l'empreinte d'un esprit exclusif; chaque doctrine, au contraire, s'y trouve discutée avec impartialité et y occupe la place qu'elle mérite à juste titre. MM. les rédacteurs, continuellement occupés de rechercher la vérité des principes par l'examen des faits, se trouvent naturellement conduits à apprécier à leur juste valeur tous les principes de la nouvelle doctrine physiologique, sans condamner à un oubli éternel les précieux documens qui forment la base des anciennes théories.

D'après cette longue série de travaux particuliers réunis sous forme de dictionnaire, nous ne devions plus nous attendre à voir paraître un troisième Dictionnaire, non en 60 volumes, ni en 18, mais en 10 volumes. Pour justifier la publication de ce nouveau travail, il fallait trouver un motif quelconque. L'éditeur, trop ingénieux dans l'exercice de sa profession , lui imprime une couleur exclusive en faveur des principes de la nouvelle doctrine physiologique et en assure par là tout le succès.

Aurait-on jamais pensé qu'en médecine, la science serait un jour divisée , et les médecins disposés en trois classes si fidèlement caractérisées par le chef de la nouvelle doctrine physiologique !

Tel est cependant le résumé exact de ce qu'a dit M. le professeur Broussais dans sa première leçon de cette année.

Ces trois classes comprennent les médecins *ontologistes*, *éclectiques* (*), *physiologistes*.

______

(*) Les éclectiques doivent être subdivisés en *éclectiques philosophiques* et éclectiques outrés.

Les premiers sont ceux qui, tout en recherchant la vérité, marchent avec les progrès de la science, et méritent, selon M. Broussais, qu'on discute avec eux.

Les seconds, tout-à-fait exclusifs, ennemis des lumières, voudraient s'en tenir à de vieilles erreurs, et sans études nouvelles faire encore l'admiration des jeunes savans qui les repoussent avec force dans le cercle étroit qu'ils n'ont jamais pu franchir.

Parmi les Dictionnaires, dits *Vocabulaires*, si le temps nous permettait de les passer en revue, nous y retrouverions encore à établir la même classification, et les uns et les autres, considérés sous le même point de vue, me conduiraient à en conseiller l'usage dans le même sens.

Sans faire ma profession de foi sur l'opinion qui me domine, il ne sera pas difficile de me classer lorsqu'on aura pris connaissance de mon travail.

JOURNAUX.

Nous ne nous contenterons pas d'indiquer les journaux, nous tâcherons de faire connaître l'esprit dans lequel ils sont écrits. Au moyen de ces ouvrages, qui sont destinés à propager les nouvelles découvertes, on se maintient au niveau des connaissances exigées d'un médecin, on suit pas à pas les progrès des sciences. Enfin, ce sont de vastes magasins où l'on trouve il est vrai beaucoup à rejeter, mais où l'on trouve aussi beaucoup à recueillir.

Parmi ces journaux, les uns traitent des sciences accessoires à la Médecine, et les autres s'occupent des sciences médicales proprement dites.

1°. *Annales de Chimie et de Physique,* par MM. Gay-Lussac et Arago, douze cahiers par année.

Les annales que publient depuis quelques années MM. Gay-Lussac et Arago dépassent l'espoir que les chimistes et les physiciens auraient osé concevoir à l'époque de leur création, bien que le nom de ces deux hommes célèbres dût leur inspirer une confiance sans limites.

Le succès toujours croissant de ces Annales de Physique et de Chimie, l'heureux résultat que leur existence a produit dans les travaux relatifs à ces deux sciences, viennent de fournir à MM. Audouin, Ad. Brongniart et Dumas, l'idée de publier un nouveau journal ayant pour titre : *Annales des sciences naturelles.* On y trouvera les découvertes nombreuses dont s'enrichissent chaque jour la Physiologie générale, l'Anatomie comparée des deux règnes, la Zoologie et la Botanique proprement dites ; enfin, la Minéralogie et la Géologie.

Le numéro de chaque mois sera semblable à celui des Annales de Chimie et de Physique, pour le caractère, le format et la distribution des matières, de manière que ce nouveau journal puisse en être considéré comme le complément. Il sera formé de sept feuilles, dont les premières se trouveront toujours consacrées à des mémoires considérables, le plus souvent nouveaux, et quelquefois traduits des recueils académiques étrangers.

La publication des Annales des Sciences naturelles aura lieu le premier de chaque mois à dater de janvier 1824; chaque numéro sera composé de sept feuilles d'impression; quatre numéros formeront un volume; chaque volume sera terminé par une table des matières.

Annales de la Médecine physiologique. Ce journal est publié par M. Broussais; il ne rapporte rien de ce qui se fait à l'étranger; son apparition a fait naître de grandes espérances qui seront sans doute réalisées. Les observations particulières fournies à ce journal sont accompagnées de réflexions fort judicieuses faites par M. Broussais lui-même.

Archives générales de Médecine. Ce journal a commencé en 1823 ; une société nombreuse de membres de l'Académie royale de Médecine, de professeurs, de médecins des hôpitaux civils et militaires, etc., concourent à la publication de travaux importans et de faits intéressans sur toutes les parties de la science. En 1823, on a remarqué particulièrement les noms de MM. Béclard, Breschet, Cloquet, Cullerier, Desormeaux, Duméril, Esquirol, Fouquier, Geoffroy-Saint-Hilaire, de Humboldt, Laennec, Richerand, Lisfranc, Orfila, etc. Ce journal est ouvert avec impartialité à toutes les opinions, à toutes les doctrines ; celle de M. Broussais y a été exposée par un élève même de ce médecin. Les rédacteurs ont inséré un grand nombre de travaux publiés à l'étranger. Les extraits et les analyses d'ouvrages français que ces *Archives* contiennent, forment une très faible partie du Journal, dans lequel sont rapportées aussi les séances de l'Académie des sciences et de l'Académie royale de Médecine ; il paraît n'appartenir à aucun parti, à aucune doctrine, à aucun homme spécialement.

Bulletins de la Société médicale d'émulation et *Tablettes médico-chirurgicales*, rédigées par MM. Bricheteau, Falret et Villermé.

De tous les journaux qui nous transmettent tous les mois un résumé des travaux de la société à laquelle ils appartiennent, on doit citer celui de la Société médicale d'émulation. La première par la célébrité de son origine, elle continue de nous éclairer de ses lumières, par la publication de ses Mémoires et de ses Bulletins.

Nous devons au zèle infatigable de MM. Bricheteau et Villermé, le supplément du journal sous le titre de Tablettes médico-chirurgicales, aussi instructif que varié dans les matières dont il se compose; nous aurions quelques regrets si ces messieurs renonçaient à en continuer la publication.

Revue *médicale*. Ce Journal contient peu de travaux importans, beaucoup d'analyses d'ouvrages. Il est rédigé principalement par des médecins de l'École de Montpellier. La Médecine étrangère y est faiblement traitée. Direction hostile contre

M. Broussais et quelquefois contre l'École de Paris en général.

Journal Universel. Quoique rédigé dans l'esprit de la doctrine de M. Broussais, il s'y trouve souvent des attaques contre lui; il contient peu de mémoires originaux, beaucoup d'analyses et de discussions, peu de médecine étrangère.

Journal complémentaire. Ce Journal offre beaucoup de traductions de travaux allemands, peu de travaux originaux français. Même direction que le précédent, à la fois en faveur de la doctrine de M. Broussais, et contre son auteur.

Journal général de Médecine. Travaux originaux et rapports fournis par la Société de Médecine du département; ces travaux sont dans les anciennes idées, et le plus souvent d'un médiocre intérêt. La partie polémique est rédigée dans l'esprit de la doctrine de M. Broussais, et il n'est pas rare de voir un mémoire approuvé et loué par la Société, recevoir une critique sévère de la part du rédacteur.

Bibliothèque médicale. Esprit opposé aux nouvelles doctrines; peu de mémoires

originaux ; Bulletin de la Société de l'A-
thénée; augmenté d'un Recueil de Médecine vétérinaire.

Journal de Physiologie expérimentale.
Travaux originaux intéressans, publiés par
M. Magendie. Ce journal ne paraît que quatre fois par an ; il n'est peut-être pas toujours assez impartial ; un peu trop dans
l'intérêt de M. Magendie.

FIN.

GUIDE

DE

L'ÉLÈVE EN PHARMACIE.

—

L'un de mes amis, M. le docteur Beullac, dans un volume qu'il a publié récemment, a donné aux élèves qui se destinent à la Médecine quelques détails sur les études et les travaux qu'ils ont à faire pour obtenir le titre et le diplôme de docteur. Nous croyons que de semblables conseils adressés aux jeunes gens qui veulent étudier la Pharmacie ne seront pas inutiles; ils sont même indispensables à l'élève arrivé de province qui veut suivre les Cours publics et travailler dans les officines des grandes villes où sont établies des écoles de Pharmacie (*).

(*) Paris, Montpellier, Strasbourg.

18..

Le désir d'être utile m'a seul porté à publier ce petit opuscule, qui n'aura de mérite qu'autant qu'il facilitera le progrès des études et indiquera exactement les Ouvrages à lire, les Cours à suivre, les formalités à remplir pour obtenir le titre de Pharmacien.

DE LA PHARMACIE.

La Pharmacie est un art qui consiste particulièrement dans l'application des Sciences physiques et naturelles au choix, à la préparation et à la conservation des substances des trois règnes, qui sont plus particulièrement capables d'opérer un changement immédiat dans les propriétés vitales. Ces substances sont ordinairement désignées sous le nom de médicamens.

Comme la plupart des sciences, cette branche de l'art de guérir contient deux parties bien distinctes : la théorie et la pratique. La réunion de l'une et de l'autre dans celui qui se destine à la vente et à la préparation des médicamens, jugée peu importante avant la fin du siècle dernier, a été reconnue de nos jours d'une indispensable nécessité pour lui ; amélioration remarquable aux progrès de toutes les sciences et surtout de celle dont nous nous occupons. Nous croyons donc devoir définir en quoi elles consistent, et comment elles se lient entre elles. La Pharmacie théorique contient les préceptes ou principes, et s'acquiert par l'étude des Ouvrages qui traitent de la Pharmacie et des sciences accessoires ; la Pharmacie pratique est le fruit de la fréquentation des officines et de la manipulation. La première, guide le pharmacien dans l'application des principes ; la seconde, est le résultat de l'application de ces principes à la préparation des médicamens en général.

DES CONDITIONS ET DES ÉTUDES NÉCESSAIRES AUX JEUNES GENS QUI SE DESTINENT A LA PHARMACIE.

Le jeune homme qui se destine à l'étude de la Pharmacie doit être sain de corps et d'une bonne complexion, il doit avoir un jugement solide, un esprit d'observation, de la mémoire, un grand amour du travail et de l'étude, et par-dessus tout une probité à toute épreuve. Cette dernière qualité est tout-à-fait nécessaire; le pharmacien étant, pour ainsi dire, le seul juge de la valeur des substances qu'il administre par ordonnance des médecins, on conçoit que l'homme chargé de ce devoir, qui se laisserait guider par l'amour d'un gain illicite, et substituerait des médicamens de peu de valeur à ceux ordonnés par les gens de l'art, ou qui se permettrait toute autre manœuvre du même genre, serait un fléau pour l'humanité, fléau d'autant plus dangereux que les accidens qu'il pourrait causer seraient couverts d'un voile qui en assurerait l'impunité.

L'éducation de l'élève qui se destine à la Pharmacie doit être libérale; il doit connaître parfaitement sa langue, la langue latine, avoir des notions sur la langue grecque et la géographie. La connaissance du latin lui est tout-à-fait nécessaire pour lire le *Codex*, les formules d'un grand nombre de médecins et la plupart des descriptions hotaniques (*); quelques notions sur la langue grecque ne lui sont pas moins utiles, puisque la plupart des termes scientifiques sont tirés de cette science, et qu'il est obligé d'y recourir pour connaître leur véritable signification. L'étude de la géographie après lui avoir montré la position respective des différentes contrées sur notre globe, lui fera connaître aussi les différences de leur climat et l'influence que ce climat peut exercer sur les productions végétales ou animales qu'il emploiera plus tard comme médicamens. L'élève doit encore avoir fait quelques études en mathématiques; l'application de cette science sera pour lui d'une grande importance dans l'étude de la Minéralogie et de la Chimie; elle l'aidera à déterminer la forme des corps simples et composés du règne minéral, à comprendre un grand nombre de phénomènes physiques dont la solution lui présenterait de grandes difficultés.

(*) Les élèves qui se destinent au service militaire doivent être reçus Bachelier-ès-Lettres, ou justifier de la possibilité d'obtenir ce titre.

Il serait tout-à-fait convenable à un étudiant, qui doit commencer l'étude de la Pharmacie, de suivre préalablement un cours de Chimie théorique et pratique ; s'il apportait toute son attention dans un cours semblable, il en résulterait une grande facilité pour les études qui lui sont nécessaires ; il apprendrait à connaître dans ces leçons le nom des substances, et une partie de leurs propriétés ; il se familiariserait avec les opérations chimiques et les soins minutieux qu'elles exigent d'un habile manipulateur, il s'habituerait à des détails qui ne peuvent être trop suivis ; et plus tard il n'en ressentirait pas le même ennui que l'élève qui est forcé de s'y livrer sans en connaître toute l'importance.

L'élève possédant toutes les connaissances que nous venons d'indiquer, doit entrer ensuite dans une officine. Le choix de celle-ci n'est pas indifférent, et celles qui présentent le plus de dehors, ne sont pas toujours celles d'où sortent les élèves les plus instruits. Les connaissances scientifiques et la probité du chef qui la dirige, les soins qu'il apporte à la préparation des mé-

dicamens, la propreté et l'exactitude qu'il
exige des élèves, sont des choses très
importantes ; tel jeune homme qui, chez
un pharmacien peu instruit, fût devenu
un élève médiocre, devient chez le pharmacien probe et docte un digne émule de
ce maître, et attire plus tard sur lui la
confiance du praticien et celle du public.
Nous croyons devoir dire ici que l'officine
de quelques droguistes ne convient pas
à l'élève qui veut être pharmacien ; l'oubli des soins, les modifications intéressées
apportées dans les formules, la substitution de médicamens d'une qualité inférieure à d'autres pour les vendre au-des-
sous de la valeur réelle des médicamens
bien préparés, et attirer par ce moyen le
public qui croit y gagner, sont d'un mauvais exemple, et le chef d'un établissement où se pratiquent d'aussi honteuses
manœuvres, ne doit avoir chez lui que
des mercenaires et non des élèves ; la présence de ceux-ci le ferait rougir.

Une recommandation à faire aux jeunes
gens qui étudient la Pharmacie, est celle
de ne pas avoir le faux amour-propre de

croire qu'il y a de la honte à nettoyer les instrumens dont on s'est servi. Ce travail, le plus pénible de tous, ne déshonore en rien l'élève instruit, il le rend supérieur aux autres puisqu'il peut se suffire dans toutes les opérations qu'il est forcé de faire. Qu'on me permette ici de citer le précepte pratique suivi par l'un de nos plus savans chimistes (*). Entouré de préparateurs qui cherchent à prévenir ses désirs, on le voit souvent refuser leurs soins et être le premier à nettoyer les instrumens dont il s'est servi dans son laboratoire, ou ceux dont il pourrait avoir besoin et qui ne sont pas dans un état de netteté convenable. Cet exemple ne saurait être trop proposé aux jeunes gens, et nous nous sommes souvent applaudi de l'avoir suivi.

L'élève qui s'occupe des travaux de l'officine, doit en même temps qu'il s'instruit sur la pratique, employer une partie de ses loisirs à l'étude des sciences qui se rattachent à la Pharmacie ; ces sciences sont : 1° les sciences naturelles, et surtout la

____

(*) M. Vauquelin.

Minéralogie, la Botanique et la Zoologie;
2° les sciences physiques qui comprennent
la Physique proprement dite et la Chimie;
cette dernière peut être considérée sous trois
points de vue, la Chimie pharmaceutique
qui s'applique à la préparation des médicamens, la Chimie analytique qui traite des
moyens de séparer les corps les uns des autres pour connaître les corps composans, la
Chimie toxicologique ou l'application de
cette science à la connaissance des poisons,
de leurs effets, des moyens de démontrer
leur présence et de neutraliser leurs effets
sur l'économie animale; 3° les sciences naturelles, et plus particulièrement la Thérapeutique et la Médecine légale.

Consulté quelquefois par des médecins,
par des artistes, par des jurisconsultes sur
l'application de ces sciences accessoires,
il doit être en état de répondre aux questions qui lui sont adressées; jamais cependant il ne doit avoir la fausse honte d'a-
vouer qu'il n'a pas assez étudié les matières
sur lesquelles on le consulte : il doit l'a-
vouer franchement plutôt que d'induire
en erreur par une fausse assurance.

ÉCOLES.

Des Écoles de Pharmacie ont été établies dans les villes de Paris, de Montpellier et de Strasbourg.

Ces Écoles ont le droit exclusif d'examiner et de recevoir pour toute la France les élèves qui se destinent à l'exercice de l'art pharmaceutique : elles sont chargées d'en enseigner les principes et la théorie dans des cours publics, d'en étendre les progrès, d'en surveiller l'exercice, et de dénoncer aux autorités les abus qui pourraient se glisser dans les officines.

Chaque École de Pharmacie ouvre tous les ans, et à ses frais, *au moins* trois cours expérimentaux, l'un sur la Botanique et l'Histoire naturelle des médicamens, les deux autres sur la Pharmacie et la Chimie.

DES ÉLÈVES EN PHARMACIE ET DE LEUR DISCIPLINE.

Les pharmaciens des villes où il existe des Écoles de Pharmacie, sont tenus de faire inscrire les élèves qui étudient chez eux, sur un registre déposé au secrétariat de l'École, et de renouveler cette inscription au commencement de chaque année scholaire : il en est délivré à l'élève un certificat, portant ses nom et prénoms, son pays, son âge et son domicile.

Dans les villes où il n'y a point d'École, les élèves domiciliés chez les pharmaciens seront inscrits sur un registre particulier tenu à cet effet par les commissaires-généraux de police, ou par les maires.

Personne ne peut se faire recevoir pharmacien sans avoir exercé son art pendant huit années au moins dans des pharmacies légalement établies. Cependant les élèves qui auraient suivi pendant trois ans les cours faits dans l'une des Écoles que nous avons indiquées ci-dessus, pourront obtenir leur diplôme, s'ils ont fait en outre trois autres années d'études dans les officines.

On conçoit facilement la raison de ce privilége : les jeunes gens, dans le laboratoire d'un grand nombre de pharmacies, et surtout dans ceux des officines de province, apprennent à connaître les noms des différentes drogues, et la manière de les mélanger. Ils peuvent devenir des manipulateurs adroits, rarement de savans pharmaciens ; ils connaissent parfaitement la pratique, et savent à peine ce que c'est que la théorie. Ils n'étudient avec soin aucune des sciences accessoires qui, désormais, doivent se lier intimement avec leur art. Dans les Écoles, au contraire, on s'applique à les initier à tous les phénomènes de la Chimie, de la Physique et de l'Histoire naturelle ; on leur met continuellement sous les yeux l'application de ces sciences aux opérations qu'ils font journellement, on leur apprend enfin à s'en rendre raison, et à ne pas agir comme des manœuvres. Ils trouveront tous ces avantages réunis dans bien peu de pharmacies. Aussi avons-nous cru devoir recommander aux jeunes gens d'apporter le plus grand soin dans le choix des maisons où ils vont puiser les principes de leur art, aussi avons-nous cru devoir leur signaler les graves inconvéniens qui pourraient résulter de leur inexpérience.

Les hospices et les hôpitaux civils et mi-

litaires employant des élèves pour le service de la pharmacie, la loi a décidé que
ceux d'entre eux qui auraient servi pendant
trois ans, comme pharmaciens de deuxième
classe, dans les hôpitaux militaires, ou
comme internes dans les hospices civils,
seront admis à faire compter ce temps dans
les huit années exigées.

Ceux qui auront exercé dans les mêmes
lieux, mais dans un grade inférieur, pendant au moins deux années, ne pourront
faire compter ce temps, quel qu'il soit, que
pour ces deux années ; ainsi, par exemple,
quand ils auraient fait quatre ans de séjour
dans les hôpitaux, ce temps ne leur serait
compté que comme deux ans d'études.

Les élèves paient une rétribution pour
les cours qu'ils suivent dans les Écoles de
Pharmacie. Cette rétribution, dont le *maximum* est de trente-six francs par an, est fixée
par le gouvernement pour chaque école (*).
La délibération suivante, prise le 10 janvier 1824 par l'École de Paris, concernant

---

(*) L'École de Paris est autorisée à exiger le
maximum.

spécialement les élèves, nous croyons devoir la transcrire ici telle qu'elle a été adressée à tous les pharmaciens qui sont dans le ressort de cette École.

Extrait du Registre des Délibérations de l'École de Pharmacie de Paris.

Cejourd'hui 10 janvier 1824, l'École, assemblée dans le lieu ordinaire de ses séances, après avoir pris connaissance des communications qui lui ont été faites au nom de la Société de Pharmacie de Paris, et avoir entendu le rapport de ses commissaires,

Considérant qu'il est important qu'elle suive le mouvement des élèves dans les diverses officines, et pendant qu'ils complètent leurs études en assistant aux cours de l'École de Pharmacie, et afin

1°. De pouvoir chaque jour indiquer à l'autorité le nombre des élèves en Pharmacie, leurs noms, leur demeure et leurs occupations.

2°. D'offrir un mode de placement plus

avantageux que celui adopté jusqu'à présent ;

3°. D'être à même de constater d'une manière régulière le nombre d'années d'études des élèves, à l'époque de leur réception.

Considérant encore,

1°. Que l'inscription des élèves est exigée une fois l'an, par l'article 6 de la loi du 21 germinal an XI (11 avril 1803), et l'article 37 de l'arrêté du 25 thermidor suivant (13 août 1803) ;

2°. Que, par l'article 39 du même arrêté, l'élève qui sort de chez un pharmacien pour rentrer chez un autre, doit en faire la déclaration à l'École.

Considérant enfin qu'en exigeant des élèves qu'ils aient à se conformer aux dispositions de la loi du 21 germinal an XI, et aux dispositions de l'arrêté du 25 thermidor an XI, l'École doit leur offrir toute facilité d'exécution ; en conséquence et après délibération, l'École a arrêté ce qui suit :

ART. 1er. Tous les élèves en Pharmacie, demeurant dans le ressort de la Préfecture de police de Paris, résidant ou non chez les pharmaciens, sont tenus, une fois l'an, de se présenter en personne et de se faire inscrire à l'École de Pharmacie dans le premier mois de l'année ou dans le mois qui suivra leur arrivée à Paris.

Il leur sera délivré un certificat d'inscription signé par le directeur de l'École, ou en son absence par son adjoint.

2. Lorsqu'un élève sortira de chez un pharmacien, soit pour entrer chez un autre, soit pour disposer de son temps d'une autre manière, il sera tenu d'en faire la déclaration, dans les huit jours, à l'École, et de présenter le certificat qui lui aura été délivré par le pharmacien chez lequel il demeurait. Ce certificat lui sera remis, après avoir été visé par le directeur de l'École ou par son adjoint. L'élève fera en même temps déclaration de son domicile.

3. Tout élève qui entrera dans une pharmacie sera tenu d'en faire la déclaration à l'École; cette déclaration, faite par écrit, sera signée de l'élève et du pharmacien chez lequel il est entré. Récépissé de cette

déclaration, visé par le directeur de l'École ou son adjoint, sera remis à l'élève.

4. Un registre destiné à constater le mouvement des élèves et à recevoir copie des déclarations exigées par les articles 2 et 3 de cet arrêté, sera ouvert à l'École de Pharmacie.

5. Lorsqu'un pharmacien s'adressera à l'École pour avoir un élève, communication lui sera donnée des renseignemens qu'on pourra avoir sur les élèves à placer (*).

6. Il sera également tenu note des demandes d'élèves faites par les pharmaciens; ces demandes seront communiquées aux élèves qui le demanderaient et qui auraient satisfait aux dispositions des articles 2 et 3 du présent arrêté.

7. Le placement des élèves en pharmacie

(*) Ce mode de placement est une garantie pour le Pharmacien qui doit demander à l'École les élèves dont il a besoin, les renseignemens qu'il obtient sont exacts, l'École ne tenant pas à placer des élèves, quels qu'ils soient, pour en retirer un bénéfice quelconque.

par l'intermédiaire de l'École ne pourra donner lieu à rétribution. Ce placement s'opère dans un bureau qui est ouvert les mardi, jeudi et samedi, de 11 à 2 heures.

8. Le temps d'étude et de pharmacie des élèves continuera d'être constaté comme il est ordonné par l'article 23 de l'arrêté du 25 thermidor an XI; mais les certificats, délivrés aux élèves par les pharmaciens de Paris, ne seront admis à dater de la publication du présent arrêté, que lorsqu'ils auront été visés par le directeur de l'École de Pharmacie ou son adjoint, en vertu des articles 2 et 3 du présent arrêté. Pour les autres lieux, les certificats délivrés aux élèves devront être visés, conformément aux réglemens, par les maires des communes où ils auront été délivrés, et légalisés suivant les formes requises par les lois.

9. Les pharmaciens sont invités à se conformer, en ce qui les concerne, au présent arrêté, dont toutes les mesures sont prescrites dans l'intérêt général.

10. Le présent arrêté sera soumis à l'exa-

men et à l'autorisation de M. le Préfet de
police.

11 et dernier. Le présent arrêté sera ensuite imprimé et envoyé aux pharmaciens
de Paris et à qui de droit. Fait à l'École,
ces jours et an que dessus.

Pour extrait conforme,

BOUILLON-LAGRANGE,
Professeur-Secrétaire. (*)

DU MODE ET DES FRAIS DE RÉCEPTION DES ÉLÈVES PHARMACIENS.

L'examen et la réception des pharmaciens se font soit devant les professeurs des
trois Écoles de Pharmacie de Paris, de
Montpellier et de Strasbourg, soit devant
les jurys qui reçoivent dans chaque département les officiers de santé.

Aux examinateurs désignés par le gouvernement (**) pour les examens dans les

---

(*) Cette délibération a été approuvée par une
lettre de M. Delaveau en date du 9 septembre
1824.

(**) Les professeurs nommés dans les écoles.

Écoles, il est adjoint chaque année deux docteurs en médecine ou chirurgie, professeurs des Facultés de Médecine : le choix en est fait par les Écoles.

Pour la réception des pharmaciens par les jurys de médecine, le préfet de chaque département nomme quatre pharmaciens légalement reçus, qui assistent aux examens avec les membres du jury. Ils sont nommés à ces fonctions pour cinq années, et peuvent être nommés de nouveau après ce laps de temps. Cette faculté cesse à la troisième formation des jurys, les pharmaciens qui en feront alors partie depuis dix ans, ne pourront être réélus que dans le cas où ils auraient été reçus dans l'une des trois Écoles de Pharmacie.

Ces jurys n'existent pas dans les villes où sont placées les trois Facultés de Médecine et de Pharmacie. Les examens sont les mêmes dans les Écoles et devant les jurys ; ils sont au nombre de trois, deux sur la théorie, les principes de l'Art, la Chimie, la Pharmacie, la Botanique et l'Histoire naturelle des drogues simples ; le troisième, de pratique, qui dure quatre jours, et consiste au moins dans dix opérations chimiques et pharmaceutiques désignées par les Écoles ou les jurys. L'aspirant doit faire lui-même ces opérations et en décrire les matériaux, les procédés et les résultats dans une thèse qu'il soutient publiquement.

Les thèses de Pharmacie ordinairement écrites en latin, consistent en une copie de dix articles pris dans le Codex. Ne serait-il pas plus avantageux pour la science que l'exemple qui a été donné à Paris par quelques élèves instruits fût suivi, et que, par décision des Écoles, les aspirans fussent autorisés à présenter, au lieu d'articles tirés du Codex, une thèse sur quelques-uns des points de la science qu'un élève aurait étudiés et développés pendant le stage qu'il est obligé de faire d'après la loi? Je soumets cette réflexion aux professeurs qui font partie des trois Écoles. Il est au surplus à ma connaissance que ce mode est suivi avec avantage par presque tous les élèves de l'École de Montpellier.

Pour être reçu, l'aspirant ne peut être admis à passer ses examens, s'il n'est âgé de vingt-cinq ans accomplis, ou pourvu d'une dispense du ministre de l'intérieur. Ces dispenses sont accordées plus spécialement aux fils d'un pharmacien décédé, ou à un fils aîné qui se trouve le chef et le soutien de sa famille. Cependant, en vertu d'une délibération de l'École de Pharmacie, en date du 16 juin 1825, les élèves qui n'ont pas atteint leur vingt-cinquième année, ne peuvent subir que les deux premiers examens, dans les cas toutefois où ils ont déjà vingt-quatre ans accomplis. Ils doivent attendre l'accomplissement de leur vingt-cinquième année pour passer le troisième, et soutenir leur thèse.

Les pharmaciens reçus par les jurys, et qui veulent exercer dans le ressort des Écoles, ou dans un autre département que celui pour lequel ils auront été reçus, sont admis à subir de nouveau les deux premiers examens selon la forme accoutumée ; mais ils peuvent passer le 3ᵉ et le 4ᵉ en une seule séance (Délibération du 16 juin 1825).

L'élève, pour obtenir le diplôme de pharmacien, doit réunir les deux tiers des suffrages des examinateurs. Le diplôme qu'il obtient doit être présenté à Paris au Préfet de police, s'il veut exercer dans le ressort de la préfecture, ou au préfet des autres départemens où il veut s'établir. Il prête devant ces fonctionnaires le serment d'exercer son art avec probité et fidélité; l'acte de prestation de serment n'est délivré que sur la présentation du diplôme.

Les frais d'examen sont les suivans pour les Écoles :

1er examen	200 fr.,
2° examen	200,
3° et 4° examens	900 (*),

y compris les dépenses des opérations et des démonstrations qui doivent avoir lieu dans leur dernier examen. Devant les jurys, ces frais ne sont que de 200 fr. Les élèves sont tenus de faire, comme devant les Écoles, les dépenses des opérations et démonstrations qui exigent la même dépense. Ces frais, ne peuvent dépasser la somme de 300 fr.

Les pharmaciens reçus dans les Écoles peuvent s'établir et exercer leur profession

____

(*) Sur cette somme 100 fr. sont versés dans la caisse de l'Université.

dans toutes les parties du territoire français; mais ceux qui l'ont été par les jurys
ne peuvent s'établir que dans l'étendue
du département où ils ont subi leurs examens.

Nul ne peut exercer la Pharmacie s'il n'a
été reçu suivant les formes voulues, et après
avoir rempli les formalités qui sont prescrites par la loi; cependant toute personne
qui aurait une officine de pharmacie ouverte, et qui ne pourrait faire preuve du
titre légal qui lui donne ce droit, peut,
après avoir rempli les formalités voulues,
se présenter aux Écoles ou aux jurys pour
subir des examens et obtenir un diplôme.

Les officiers de santé établis dans les
bourgs, villages ou communes où il n'y aurait pas de pharmacien ayant officine ouverte, sont autorisés à fournir des médicamens simples ou composés aux personnes
près desquelles ils sont appelés; mais ils ne
peuvent tenir officine ouverte et perdent le
droit de pouvoir distribuer des médicamens, si un pharmacien vient s'établir dans
la commune où ils exercent leur art.

ÉCOLE DE PHARMACIE DE PARIS. (*)

M. VAUQUELIN, directeur.

M. LAUGIER, sous-directeur.

M. ROBIQUET, trésorier.

M. BOUILLON-LAGRANGE, professeur de Chimie.

M. GUIART, professeur de Botanique.

M. NACHETTE, professeur de Pharmacie.

M. PELLETIER, professeur d'Histoire naturelle.

M. CLARION, professeur-adjoint (Botanique).

M. BOURIAT, *id.* (Pharmacie).

M. HENRY, *id.* (Chimie).

M. GUILBERT, *id.* (Histoire naturelle).
Préparateur de l'École, M. BUSSY.

Cette École ouvre tous les ans quatre cours; le 1er, sur la Botanique, a pour objet la connaissance des végétaux, de leurs caractères, de leurs différences et de leurs classifications méthodiques. Ce cours est

---

(*) Rue de l'Arbalète, n° 13, faubourg Saint-Marceau.

divisé en deux parties ; la première est professée par **M. Guyart**, dans l'amphithéâtre
de l'École ; la seconde par **M. Clarion**, dans
des herborisations faites à la campagne.

Le 2e cours traite de l'Histoire naturelle
des médicamens, et de la Minéralogie ; il est
fait par **M. Pelletier**.

Le 3e sur la Chimie et son application à
la préparation des médicamens, est fait
par **MM. Bouillon-Lagrange et Henry**.

Le 4e sur la Pharmacie, par **MM. Nachet
et Bouriat**.

Les cours de l'École de Pharmacie sont
annoncés par des affiches. Il en est de même
des lieux et heures auxquels se font les herborisations.

Les élèves qui suivent les cours sont tenus de s'inscrire au bureau de l'administration de l'École. Après cette inscription
et le paiement de la rétribution fixée à 36 fr.,
il leur est délivré une carte qu'ils présentent pour être admis aux leçons.

Par délibération du 19 mai 1825, les
professeurs ne délivrent plus de certificats
individuels d'exactitude aux cours.

Les inscriptions ne sont délivrées que

sur la présentation de l'acte de naissance ou du passeport, et sur la signature des élèves.

Pour constater leur assiduité aux cours de chaque professeur, il y aura dans l'amphithéâtre une feuille de présence sur laquelle les élèves s'inscriront à chaque séance. Il sera fait en outre un appel nominal au moins une fois par semaine (*). Le relevé des feuilles servira à constater la présence des élèves aux cours, et il ne leur sera délivré de certificats qu'autant qu'ils ne se seront pas absentés, sans raisons légitimes, plus de six fois pendant toute la durée des cours.

Les Écoles sont autorisées à prélever sur leurs fonds une somme destinée à une distribution annuelle de prix. A cet effet, il y a, à la fin de l'année scholaire, un concours ouvert pour chacune des parties des sciences qui font l'objet des cours.

Par délibération du 19 mai 1825, les

(*) Cet article doit être mis prochainement à exécution.

élèves munis des inscriptions prises à l'É-
cole sont seuls admis à concourir.

Les prix consistent en quatre médailles
d'or pour les quatre premiers prix, et en
quatre médailles d'argent pour les seconds.
Ceux qui ont le plus approché des prix
sont mentionnés honorablement. Nous
osons soumettre à **MM.** les professeurs une
réflexion que les élèves font souvent dans
les concours. L'énorme différence qui existe
entre les médailles accordées aux premiers
prix et celles qui sont données aux seconds,
est un motif de découragement pour la
plupart d'entre eux. Ne serait-il pas juste
d'établir une compensation en ajoutant à
la médaille d'argent un ouvrage sur les
sciences pharmaceutiques.

RÉCEPTIONS DANS LES ÉCOLES.

Lorsqu'un élève veut se faire recevoir, il
doit se munir des certificats de l'École où
il a étudié, de ceux des pharmaciens où il
a travaillé, ainsi que d'une attestation de
bonne vie et mœurs, signée de deux citoyens
domiciliés, et de deux pharmaciens reçus

légalement. Il joint à tous ces papiers *léga-lisés* son extrait de naissance, pour prouver qu'il a vingt-cinq ans accomplis (*), et une demande écrite.

L'École, dans sa plus prochaine assemblée, délibère sur la demande de l'étudiant; et, d'après le rapport du directeur, si elle juge les certificats présentés suffisans, elle indique un jour pour commencer les examens. Cependant les élèves ne sont inscrits que lorsqu'ils ont versé entre les mains du trésorier la somme exigée pour le premier examen. L'extrait de la délibération prise par l'École est remis à l'élève par écrit, et il en est donné avis par le directeur de l'École, dans les vingt-quatre heures, aux deux professeurs de l'École de Médecine désignés pour assister aux examens (**).

L'intervalle entre chaque examen est au plus d'un mois; les examens sont publics, et ils n'ont lieu qu'après la représentation du reçu du trésorier, qui justifie du dépôt

---

(*) Sauf les exceptions dont nous avons parlé plus haut.

(**) MM. Orfila et Guilbert.

fait, à la caisse de l'École, de la somme fixée pour chacun d'eux.

Dans le premier examen l'aspirant justifie de ses connaissances dans la langue latine ; sur l'interpellation d'un des professeurs, il est tenu d'expliquer la page du Codex qu'on lui désigne.

Le diplôme de bachelier-ès-lettres, présenté par l'élève, dispense de cet examen préliminaire. Dans les examens, l'aspirant est interrogé par les deux professeurs de l'École de Médecine, par le directeur et par deux des Professeurs de l'École de Pharmacie. Ces derniers alternent entre eux à cet effet. Ceux des membres de l'École qui ne sont pas appelés à interroger, sont néanmoins invités à assister aux examens.

L'examen étant fini, les membres présens procèdent au scrutin dont le dépouillement sera fait par le directeur ou par celui qui le représente ; il annonce le résultat de ce scrutin à l'assemblée et au candidat. Pour être admis on doit avoir réuni au moins les deux tiers des suffrages des membres présens à l'examen.

Si l'on a réuni tous les suffrages, on est admis à l'unanimité (*).

Dans le cas où le candidat n'a pas réuni la quantité de suffrages exigés, il est tenu de subir de nouveau son examen, mais il ne peut se représenter qu'au bout de trois mois, ce terme est de rigueur.

Si, à une seconde épreuve, il ne réunit point encore les suffrages, il est ajourné à un an; il ne peut même se présenter à aucune autre École avant l'expiration de ce délai. (Les Écoles de Paris, de Montpellier et de Strasbourg se donnent des avis réciproques à ce sujet.)

Si le candidat a subi toutes les épreuves avec succès, on lui délivre dans la huitaine un diplôme de Pharmacien, signé au nom de l'École, par le directeur, le directeur-adjoint et par les docteurs présens aux examens. Ce diplôme doit être visé par les autorités compétentes.

(*) Il est plus flatteur pour le pharmacien d'obtenir cette unanimité , qu'une simple ou grande majorité.

RÉCEPTIONS DEVANT LES JURYS.

Les élèves qui veulent se faire recevoir par les jurys, adressent au moins deux mois d'avance au Préfet du département leurs demandes avec les certificats d'études, attestation de bonnes vie et mœurs, et autres actes déjà mentionnés. Sur le vu de ces pièces *légalisées*, et si elles sont jugées suffisantes, le préfet les informe du jour de l'ouverture du jury pour les examens de Pharmacie.

Ces examens sont publics, ils se succèdent sans intervalle, s'il n'y a pas lieu à remettre l'aspirant à un autre temps, dans lequel cas il sera ajourné à la tenue du jury de l'année suivante. Les préfets désignent aux membres des jurys un local et les moyens nécessaires pour que ces examens (surtout celui de pratique) soient faits convenablement.

Les examens finis, si le candidat a réuni les deux tiers des suffrages, il lui est délivré par le jury un diplôme signé par tous les membres qui le composent.

(213)

Les frais sont fixés de la manière suivante :

1ᵉʳ examen	5o fr.,
2ᵉ examen	5o,
3ᶜ examen	1oo,

plus les frais de préparation des opérations désignées au candidat.

Les cours de l'École de Pharmacie n'étant ouverts que pendant le semestre d'été, les élèves, pendant le semestre d'hiver, peuvent utiliser leur temps, en suivant les cours de la Faculté de Médecine, ceux du collège de France et de la Faculté des Sciences. Ces cours sont principalement ceux de Chimie, faits par M. Orfila à l'École de Médecine ; celui de M. Thenard, à la Sorbonne ; celui de M. Gay-Lussac (Physique), dans le même établissement ; celui de M. Henri, à la Pharmacie centrale, (cours de Pharmacie pratique). Les élèves doivent obtenir une permission de suivre ces cours ; elle leur est accordée sur la demande qu'ils en font, soit au doyen de la Faculté de Médecine, soit au Secrétariat de la Faculté des Sciences, et sans qu'il soit exigé d'eux aucune rétribution.

Dans le semestre d'été les élèves peuvent mettre à profit une partie de leur temps, en suivant les Cours du Jardin des Plantes, etc., et en étudiant la Botanique dans les jardins destinés à cette étude (*). Ils peuvent prendre d'excellentes leçons aux cours de MM. Laugier, Desfontaines, Dulong, Clarion, Alibert, etc., etc. Nous ferons remarquer ici que l'élève ne doit point trop apprendre à la fois pour mieux savoir ce qu'il apprend. Nous lui donnons toutes ces indications sur les divers cours, pour qu'il les mette sagement à profit en utilisant le temps qu'il destine à l'étude.

De la Bibliothèque de l'élève et du Pharmacien.

L'élève qui a subi ses examens et ouvert une officine, peut être consulté par l'autorité sur l'hygiène, la toxicologie et les

______

(*) Le Jardin des Plantes et le jardin de l'École de Pharmacie.

faits qui peuvent éclairer la police judiciaire. L'artiste et le manufacturier l'inter-
rogent aussi quelquefois sur l'application
des sciences chimiques et physiques aux
arts. Il doit, pour sa propre satisfaction et
pour être en état de répondre aux questions
qui lui sont adressées, se livrer à de nouvelles études. Il arrivera à ce but en étudiant des Ouvrages utiles, qui traitent spécialement de l'exercice de la Pharmacie et
de l'application des sciences Chimiques,
Minéralogiques et Physiques, à la Médecine légale, aux Arts et aux Manufac-
tures.

Nous avons cru, dans cet appendice,
devoir indiquer les divers Ouvrages à lire
et à consulter, et nous nous sommes guidés
sur ceux que nous possédons nous-mêmes,
et dont nous avons pu constater l'utilité.
Nous avons aussi signalé ceux qui doivent
paraître et qui se rattachent particulièrement à la Pharmacie.

Si le nombre des Ouvrages est considérable, c'est au pharmacien à juger, par
la position où il se trouve, quels sont
ceux qui lui sont nécessaires. Vouloir les

lui indiquer positivement, serait pour nous une chose impossible.

SCIENCES PHYSIQUES.

Chimie et Physique.

Annales de Chimie et de Physique, journal périodique, 12 n^os par an.

BEUDANT. Essai d'un cours élémentaire et général des sciences physiques.

BIOT. Traité de physique expérimentale et mathématique.

Le même. Précis de physique élémentaire.

CAVENTOU. Nouvelle nomenclature chimique.

CHAPTAL. Chimie appliquée aux Arts.

Le même. Chimie appliquée à l'agriculture.

CHEVREUL. Recherches sur les corps gras.

DAVY. Chimie agricole et Élémens de Chimie appliquée à l'agriculture, suivi d'un Traité sur la Chimie des terres.

DICTIONNAIRE TECHNOLOGIQUE ou Nouveau Dictionnaire des Arts et Métiers, par Messieurs Francœur, Lenormand, Laugier, Moiard, Payen et Robiquet.

DUMAS. Chimie appliquée aux arts et à

l'agriculture, 4 vol. in-8°. Cet intéressant ouvrage est sous presse.

Fourcroy. Système des connaissances chimiques, et de leurs applications aux phénomènes de la nature et de l'art.

Gmelin. Chimie organique appliquée à la Physiologie et à la Médecine (Notes de M. Virey.)

Hauy. Traité élémentaire de Physique.

Henry. Manuel d'analyse des eaux minérales.

Julia Fontenelle. Manuel de Chimie médicale.

Journal de chimie médicale, de Pharmacie et de Toxicologie, par les membres de la Société de Chimie médicale de Paris; ouvrage périodique, 12 n°ˢ par année.

Journal de pharmacie et Bulletin de la Société de Pharmacie de Paris, rédigé par plusieurs Pharmaciens et par le secrétaire de la Société de Pharmacie, 12 n°ˢ par an.

Orfila. Élémens de Chimie médicale.

Payen et Chevallier. Traité élémentaire des réactifs chimiques, leurs préparations, leurs emplois spéciaux et leur application à l'analyse et à la recherche des poisons.

Les mêmes. Tableaux toxicologiques.

Payen. Chimie en 26 leçons.

Pelletan fils. Dictionnaire de Chimie générale et médicale.

Le même. Traité de Physique générale et médicale.

Thénard. Traité de Chimie élémentaire.

Thomson. Système de Chimie, avec un supplément, 5 vol.

Thomson. Principes de la Chimie établis par les expériences, ou Essais sur les proportions décisives dans la composition des corps.

PHARMACIE.

Baumé. Élémens de Pharmacie.

Bouillon-Lagrange. Essai sur les Eaux minérales naturelles et artificielles.

Cadet de gassicourt. Formulaire magistral et mémorial pharmaceutique.

Caventou. Traité élémentaire de Chimie théorique et pratique d'après l'état actuel de la Chimie.

Chevallier et Jdt. Manuel du Pharmacien ou Précis élémentaire de Pharmacie.

Annales des Sciences naturelles, par MM. Dudoin-Brongniart et Dumas, 12 n°ˢ in-8° et 12 Atlas in-4° par an, ouvrage très intéressant. Prix de la souscription, 36 fr.

Codex. *Medicamentarius* sive Pharmacopea gallica Parisiensis, 1818.

Darcet. Description des appareils à fumigations.

Lebas. Pharmacie vétérinaire, chimique, théorique et pratique.

Magendie. (Formulaire de)

Patissier. Manuel des Eaux minérales de France.

Pharmacopée de Londres.

Virey. Traité de Pharmacie théorique et pratique.

SCIENCES NATURELLES.

Minéralogie, Botanique, Histoire naturelle des médicamens.

Alibert. Nouveaux Elémens de Thérapeutique.

Barbier. Traité élémentaire de matière médicale.

Berzelius. De l'emploi du chalumeau

dans les analyses chimiques et les déter-
minations minéralogiques.

Bodard. Cours de Botanique médicale
comparée, ou Exposé des substances végétales exotiques comparées aux plantes indigènes.

Brard. Minéralogie appliquée aux Arts.

Cloquet. Faune des Médecins, ou Histoire des animaux et de leurs produits.

Desbois de rochefort. Cours de matière
médicale revu par *Lullier Winslow*.

Dictionnaire d'Histoire Naturelle appliqué aux arts, à l'agriculture, à l'économie rurale et domestique, par une Société
de naturalistes et d'agriculteurs.

Guibourt. Histoire abrégée des drogues
simples.

Hauy. Traité de Minéralogie.

Lemery. Dictionnaire des drogues simples et composées. Une édition de cet
ouvrage est sous presse, elle est revue et
augmentée par MM. Chevallier et Richard.

Linné. Systema plantarum. Les divers
ouvrages de cet auteur.

Mirbel. Élémens de Physiologie végétale et de Botanique.

Richard (Achille). Nouveaux élémens de Botanique et de Physiologie végétale, 2e. édit.

Richard. Botanique médicale ou Histoire naturelle des médicamens, des alimens et des poisons tirés du règne végétal.

Roques. Plantes nouvelles indigènes et exotiques, dessinées et coloriées d'après nature.

Schwilgué. Traité de Matière médicale, revu et corrigé par Nysten.

SCIENCES MÉDICALES.

Thérapeutique, Médecine légale, Toxicologie.

Dictionnaire de médecine en vingt volumes. Par MM. Adelon, etc.

Dictionnaire des termes de Médecine, de Chirurgie et de Pharmacie. Par M. Begin.

Orfila. Traité des poisons des trois règnes, Toxicologie générale.

Le même. Leçons de Médecine légale.

Le même. Secours à donner aux noyés, empoisonnés et asphixiés.

Patissier. Traité des maladies des artisans, et de celles qui résultent des diverses professions.

Remer. Police judiciaire pharmaco-chimique, traduit de l'allemand par Bouillon-Lagrange.

Demeure des membres de l'École de Pharmacie de Paris.

MM. Bouillon-Lagrange, rue Richelieu, n° 93.
Bouriat, rue du Bac, n° 39.
Clarion, rue Saint-Dominique-Saint-Germain, n° 44.
Guilbert, rue de la Harpe, n° 29.
Guilbert, pharmacien, rue Dauphine, n° 38.
Guiart, rue des Poules, n° 12.
Henry, à la Pharmacie centrale des hôpitaux de Paris.
Laugier, au Jardin du Roi.
Orfila, rue de Tournon, n° 33.
Pelletier, rue Jacob, n° 15.
Nachette, hôtel d'Aligre, rue Saint Honoré, n° 123.
Robiquet, rue des Fossés-Saint-Germain-l'Auxerrois, n° 9.
Vauquelin, au Jardin du Roi.

FIN.

TABLE

DES MATIÈRES.

———

GUIDE DE L'ÉTUDIANT EN MÉDECINE.

Avertissement.   Page   j
Discours préliminaire.   1

CHAPITRE PREMIER.

Classification des Sciences médicales.   27
ARTICLE PREMIER. Des Sciences dites naturelles.   28
  § I. Histoire naturelle.   3o
  § II. Chimie.   35
  § III. Physique   38
ART. II. Des Sciences médicales   46
  § Zoonomie.   *Ibid.*
  § II. Pathologie.   61
  § III. Thérapeutique.   67
ART. III. Médecine légale.   74

CHAPITRE II.

Bibliographie médicale.   79

(Les Ouvrages qui doivent composer la bibliothèque de l'élève sont indiqués dans l'ordre de ses études.)

CHAPITRE III.

Tableau des cours.	112
Art. I. § I. Cours publics.	*Ibid.*
§ II. Cours particuliers	118
§ III. Études élémentaires de Médecine.	122

CHAPITRE IV.

Aperçu des principaux hôpitaux et hospices civils de Paris.	123
§ I. Hôpitaux.	*Ibid.*
§ II. Hospices.	129
Appendice bibliographique.	131
Dictionnaires.	168
Journaux.	173

GUIDE DE L'ÉLÈVE EN PHARMACIE.

Introduction.	181
De la Pharmacie.	182
Des conditions et des études nécessaires aux jeunes gens qui se destinent à la Pharmacie.	183
Écoles.	190
Des élèves en Pharmacie et de leur discipline.	*Ib.*
Du mode et des frais de réception des élèves pharmaciens.	199
École de Pharmacie de Paris.	205
Réceptions dans les écoles.	208

Réceptions devant les jurys.   212

De la Bibliothèque de l'élève et du Phar-
macien.   214
     Sciences physiques   216
     Pharmacie.   218
     Sciences naturelles.   219
     Sciences médicales.   221

Demeure des membres de l'École de Phar-
macie de Paris.   222

FIN DE LA TABLE.